U0232043

品读生活 ┃ 优享人生

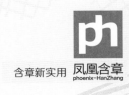

含章新实用　凤凰含章
phoenix-HanZhang

图解经络穴位按摩

一学就会

王斌 主编

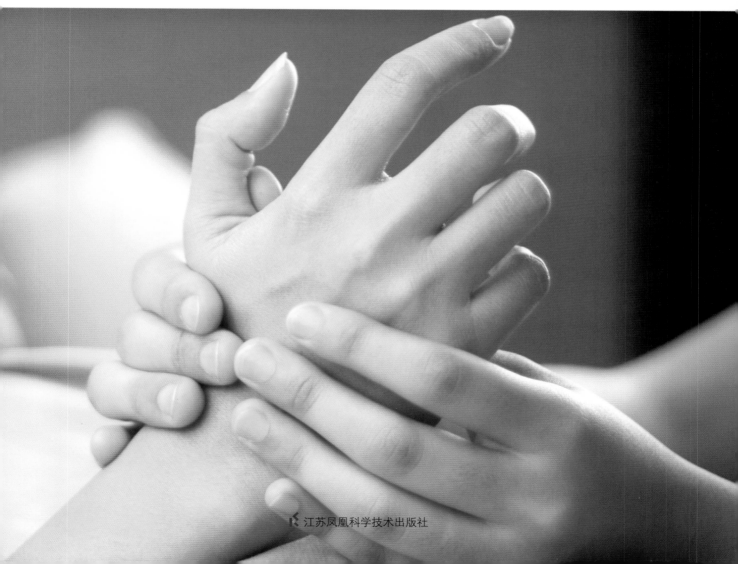

江苏凤凰科学技术出版社

图书在版编目（CIP）数据

图解经络穴位按摩一学就会 / 王斌主编 . -- 南京：
江苏凤凰科学技术出版社 , 2019.6

ISBN 978-7-5713-0366-2

Ⅰ . ①图… Ⅱ . ①王… Ⅲ . ①经络－穴位按压疗法－
图解 Ⅳ . ① R224.1-64

中国版本图书馆 CIP 数据核字 (2019) 第 102851 号

图解经络穴位按摩一学就会

主　　　　编	王　斌	
责 任 编 辑	樊　明	陈　艺
责 任 监 制	曹叶平	方　晨

出 版 发 行	江苏凤凰科学技术出版社
出版社地址	南京市湖南路 1 号 A 楼，邮编：210009
出版社网址	http://www.pspress.cn
印　　　　刷	天津旭丰源印刷有限公司

开　　　　本	718mm×1000mm　1/12
印　　　　张	14
插　　　　页	1
版　　　　次	2019 年 6 月第 1 版
印　　　　次	2019 年 6 月第 1 次印刷

标 准 书 号	ISBN 978-7-5713-0366-2
定　　　　价	45.00 元

图书如有印装质量问题，可随时向我社出版科调换。

人体自有良药

——经络穴位按摩的神奇功效

在原始社会，人们在生产劳动或和野兽搏斗中受伤后，会自然地用手去抚摸疼痛处，或用手按压出血处，或用手按揉红肿处。后来，人们发现用石片刮擦某些特定的部位可以缓解一些病痛。经过长时间的积累，这些手法逐渐发展，从无意识的偶然动作演变为自主的系统治疗方法，这就是按摩。按摩又称推拿，是运用一定的手法或借助工具，作用于人体体表特定的穴位，以达到保健养生或预防疾病目的的治疗方法。按摩是中医的主要外治疗法，也是人类使用的最古老的治疗疾病的物理疗法。按摩以中医的脏腑和经络学说为基础，故要想通过按摩防治疾病，就必须了解人体的经络和穴位。

经络是人体运行气血、联系脏腑及全身各处的通道。作为人体功能的调控系统，经络通畅对人体的健康十分重要。"经"指纵向的路径，存在于人体内部，作为经络系统中的主要路径，它贯穿上下、沟通内外；"络"则有"网"的意思，主要指由主路分出的众多辅路，它存在于人体的皮肤表面，纵横交错，遍布全身。《灵枢·脉度》中说："经脉为里，支而横者为络，络之别者为孙。"根据脉的大小、深浅的差异分别而分为"经脉""络脉"和"孙脉"。

穴位是中医学独有的名词，指人体经络线上特殊的点区部位。穴位又称"腧穴"，负责人体脏腑经络气血的输注和出入。《素问·气府论》解释腧穴是"脉气所发"；《灵枢·九针十二原》认为穴位是"神气之所游行出入也，非皮肉筋骨也"。由此可见，穴位并非是孤立的存在，而是与人体内部的各组织器官存在密切的联系。一般而言，由内而外能够反应病痛，由外而内则可通过刺激来防治疾病。正因为如此，中医常常将穴位作为疾病的反应点和治疗的刺激点，通过针灸、推拿、点按、艾灸等方法刺激相应的穴位，对症治病。

根据中医理论，经络作为运行气血的通路，有"不通则痛，通则不痛"的明显特征。当我们的身体出现不适或者疾病，体内的调节系统就会自动发出警报来提示，比如，手指指腹扁平或指尖尖细是气血不足的表现，这是由于人体中的经络存在堵塞，使脏腑器官无法正常运转，导致气血运行不畅而引起；再比如，如果人们的胃肠功能处于亚健康状态，梳头时就觉得前额发际处及两侧疼痛，这是因为发际处是胃经循行的部位。经络畅通是保证人体健康的首要因素，经络不通，再好的外部保健也只是治标不治本；而穴位按摩则能够通过经络传感效应，达到平衡阴阳、调理脏腑、扶正祛邪、活血化淤、消肿止痛等目的，实

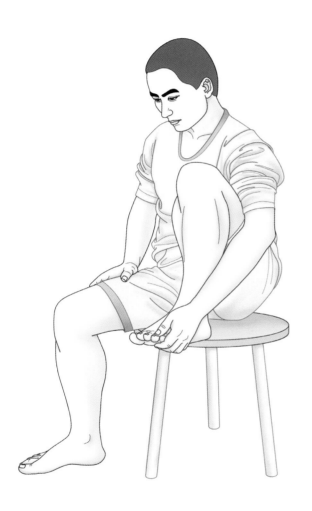

现经络的"通则不痛"。

　　穴位按摩的历史源远流长，作为一种安全有效的保健手法，它不但能够消除疲劳、调整心态、防治疾病，而且简单易学、不受时间和场地限制。按摩还可以通过家人之间的互相实践而增进彼此情感，是促进家庭和睦的途径之一。

　　如果人体的脏腑是电器，经络是线路，那么穴位就是连接线路与电器的开关，它控制着身体的气血运行与能量流通。如果我们能够精准取穴，掌握正确的按摩方法，就能使身体的"电器"正常运转起来，并能轻松防治一些常见病和慢性病。

　　虽然穴位按摩操作简单，但人们还是存在很多困惑，如何才能精准地找到穴位？如何按摩才能达到效果？本书将一一解答您的困惑。

　　本书介绍了呼吸系统、消化系统、泌尿系统、心脑血管系统、神经系统、内分泌系统的常见病症以及儿科、妇科、骨伤科及其他生活中常见病症的按摩疗法。针对每种病症，首先对发病机制、临床表现及日常护理进行科学介绍，并为大家列出了适宜食物；更重要的是有针对性地精选三个特效穴位，详细介绍了按摩方法，利用图解的方式，通过标准取穴和简便取穴两种方法，引导大家正确找到穴位。一书在手，引导您掌握省钱、安全、有效的保健秘诀，拥有健康快乐的幸福生活。

目录 CONTENTS

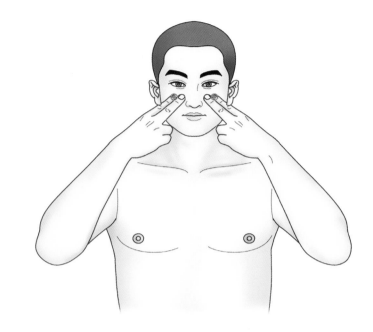

CHAPTER 01

呼吸系统病症的
穴位按摩

CHAPTER 02

消化系统病症的
穴位按摩

CHAPTER 03

泌尿系统病症的
穴位按摩

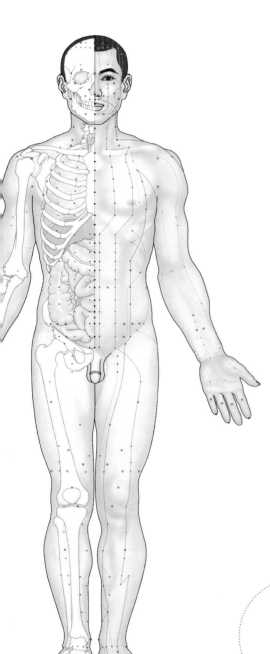

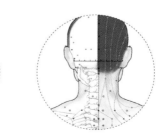

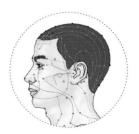

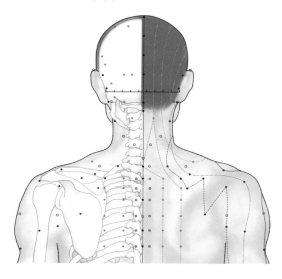

如何轻松精确取穴

穴位是人体脏腑经络气血输注于体表的部位。取穴的正确与否，直接影响经络穴位按摩的疗效。掌握正确的方法是准确取穴的基础。常用的取穴方法有手指比量法、体表标志法、简易取穴法、骨度分寸法四种。

🔍 手指比量法

这是一种以患者手指为标准来量取穴位的方法。由于选取的手指不同，节段亦不同，所以此法又可分为以下几种：中指同身寸法，是以患者中指屈曲时中节内侧两端纹头之间的距离作为1寸，可用于四肢取穴的直寸和背部取穴的横寸；拇指同身寸法，是以患者拇指第一关节的宽度作为1寸，适用于四肢部的直寸取穴；横指同身寸法，又名"一夫法"，患者将除拇指以外的其他四指并拢，以中指第二节横纹处为准，四指横量作为3寸。

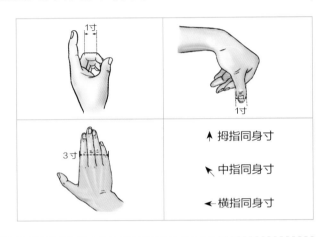

- ↑ 拇指同身寸
- ↖ 中指同身寸
- ← 横指同身寸

🔍 体表标志法

此法又称"自然标志定位法"，是以人体解剖学的各种体表标志为依据来确定腧穴位置的方法。它又可以分为固定标志取穴法和活动标志取穴法：固定的标志，是指在人体不受活动影响、固定不移的标志，比如乳头、肚脐等。找到这些标志就可以确定腧穴的位置，如脐中旁开2寸处定天枢穴等；活动标志是指人体在做某些动作时才会出现的标志，如在耳屏与下颌关节之间，微张口呈凹陷处取听宫穴等。

🔍 简易取穴法

此法分为触摸法、抓捏法、按压法三种。是通过食指、拇指指腹按压皮肤，观察和感觉皮肤及指腹的反应来找穴的一种简单方法。

🔍 骨度分寸法

此法又称为"分寸折量法"，是一种以骨节为主要标志来测量全身各部大小、长短，并依其比例折算尺寸以作为定穴标准的方法。此法不论患者为成人、小孩，或体形有高矮胖瘦差异者均可适用。

简易取穴法补充

各种简易取穴法的具体阐述如下：触摸法，以指腹触摸皮肤，如果感到皮肤有针刺般的痛感，或有硬结，那可能就是穴位所在；抓捏法，以食指和拇指轻捏感觉异常的皮肤，如某点感觉到特别疼痛，则可能就是穴位所在；按压法，用指腹轻压皮肤，病痛脏腑相对应穴位可感觉有点状、条状的硬结。

常用骨度分寸图

骨度分寸法又叫"分寸折量法",是按照人体比例计算的。因此不论患者为成人、小孩,或体形有高矮胖瘦差异均可适用。

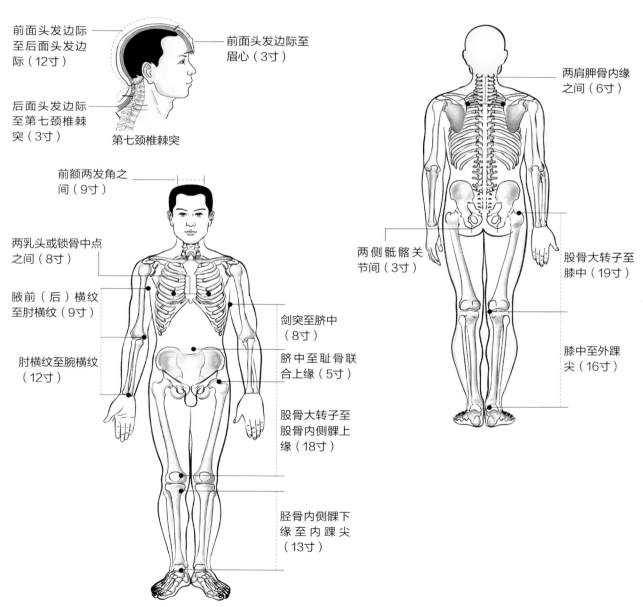

前面头发边际至后面头发边际(12寸)

前面头发边际至眉心(3寸)

后面头发边际至第七颈椎棘突(3寸)

第七颈椎棘突

两肩胛骨内缘之间(6寸)

前额两发角之间(9寸)

两乳头或锁骨中点之间(8寸)

腋前(后)横纹至肘横纹(9寸)

肘横纹至腕横纹(12寸)

剑突至脐中(8寸)

脐中至耻骨联合上缘(5寸)

股骨大转子至股骨内侧髁上缘(18寸)

胫骨内侧髁下缘至内踝尖(13寸)

两侧骶髂关节间(3寸)

股骨大转子至膝中(19寸)

膝中至外踝尖(16寸)

穴位按摩常用五大手法

　　掌握正确的按摩手法是按摩疗法得以发挥疗效的前提，否则不仅不会有任何疗效，甚至还会起到相反作用。按摩手法种类繁多，有按法、摩法、推法、拿法、揉法、搓法、掐法、点法、叩法、滚法、捏法、擦法等十几种，但常见的就是按法，摩法，推法，捏、拿法，叩击法这5种。

🔎 按法

　　按法是指用手指或手掌在皮肤或穴位上有节奏地按压，这是最常见的按摩手法，动作很简单。按法又可细分为指按法、掌按法、肘按法。

按摩法	使用部位	说明	适用部位
指按法	手指	以大拇指指腹在穴位或局部做定点穴位按压	手部等局部部位及全身
掌按法	手掌	以手指合并或双手交叉重叠的方式，利用手掌根部，针对定点穴位进行自上而下的按压	面积较大且平坦的部位，如腰背部及腹部
肘按法	手肘	将手肘弯曲，利用肘端针对定点穴位施力按压	由于较为刺激，故本法适用于体形较胖、感觉神经较为迟钝者，及人体肌肉丰厚的部位，如臀部、腿部等

🔎 摩法

　　摩法是指用手指或手掌在皮肤或穴位上进行柔和的摩擦，此法是按摩手法中最轻柔的一种，力道仅达于皮肤及皮下组织。摩法又可分为指摩法和掌摩法2种。

按摩法	使用部位	说明	适用部位
指摩法	手指	利用食指、中指、无名指等手指的指腹，进行轻揉按摩	脸部、胸部和腹部
掌摩法	手掌	利用手掌掌面或根部，进行轻柔按摩	胸部和腿部

按摩手法的综合运用

　　按摩手法大致可分为两大类：一类是主动按摩，是自己按摩自己的方法；另一类是被动按摩，是指由施术者用于患者的方法。如本文上述，按摩手法有十几种，常用的手法则有5种。但在这里要强调的是，这么多的按摩手法并不是单纯孤立地使用，而常常是几种手法相互配合进行的。

◉ 推法

推法是指用手指或手掌向前、向上或向外推挤皮肤肌肉的方式。推法又可分为指推法、掌推法和肘推法3种。

按摩法	使用部位	说明	适用部位
指推法	手指	以大拇指指腹及侧面，在穴位或局部做直线推进，其余四指辅助，每次按摩可进行4～5次	肩膀、腰及四肢等范围较小的酸痛部位
掌推法	手掌	利用手掌根部或手指做按摩动作；如遇面积较大或要加强按摩效果时，也可用双手交叉重叠的方式进行推压	人体腰背部或胸腹部等面积较大的部位
肘推法	手肘	将手肘弯曲，利用肘端施力推进	由于较为刺激，适用于体形较胖者或人体肌肉丰厚之处，如臀部、腿部等

◉ 捏、拿法

捏法是指用拇指和其他手指在受术部位做对称性挤压；拿法是指用大拇指和其余手指的指端，拿住皮肤或肌肉，向上提起，随后又放下。

按摩法	使用部位	说明	适用部位
捏、拿法	手指	用大拇指、食指和中指的力量，在特定部位及穴位上，以捏拿及提拿的方式施力。力度要柔和，由轻而重再由重而轻	颈部、肩部、四肢部位及脊柱两侧

◉ 叩击法

叩击法是指用掌或拳叩打肢体的方法。此法一般用于腰背部及四肢肌肉丰满的部位，常用于腰酸背痛和腰腿痛等。

按摩法	使用部位	说明	适用部位
掌击法	手掌	将手指弯曲，以虚掌及手掌根部击打特定部位	腰背部和腿部
叩法	拳头	手握空拳，进行轻轻地捶击，由于较为刺激，应留意力道及部位的选择	腰背部和肢体部位

按摩的作用

1. 加强血液和淋巴的循环：按摩可使局部皮肤潮红、毛细血管扩张、血液淋巴循环加快。

2. 理筋整复疏通淤塞：按摩可以使关节脱位、骨缝错开得以整复，软组织撕裂得以对位，血肿机化导致的粘连得以疏通，有利于损伤组织的修复和功能重建。

3. 增强机体抗病能力：如在背部两侧按摩10分钟，可使白细胞总数轻度升高，白细胞吞噬指数和血清抗体明显增高。

穴位按摩注意事项

了解、掌握穴位按摩的注意事项十分必要，如按摩的时间要求、按摩禁忌人群，按摩时使用的辅助工具、按摩润滑剂，等等。只有掌握了必要的基本知识，按摩才能起到事半功倍的效果。

🔍 不适合按摩的情况

饭后半小时内：因为饭后的血液都集中在胃肠，若此时按摩，会造成血液流向别处，可能导致消化不良。

发热：穴位按摩会对身体产生较为强烈的刺激，如发热时坚持按摩，会导致病情加重。

酒后：喝酒后最好不要按摩，否则会导致呕吐等不适症状。

穴位周围有异常：关节肿痛、骨折、脱臼等肌肉关节伤害，刀伤、烧烫伤、擦伤等皮肤外伤，湿疹等皮肤病，都不适合进行穴位按摩。

手术后：主要是看具体的手术部位才能判断是否适合按摩，如果是脸部的小手术，那么进行身体上的按摩是没问题的；如果是胸、腹部的手术，那么就不可以进行胸、腹部的按摩，因为此时伤口尚未愈合，按摩有可能导致伤口的开裂。总之，手术后能否进行按摩，要看具体情况而定，不可一概而论。

饥饿或疲劳中：人体若处于饥饿或疲劳中，体内的血糖值就会偏低，此时按摩会消耗掉很多能量。

月经期：月经期时要排出子宫内的经血，如此时按摩，有些穴位会刺激神经反射，造成子宫平滑肌收缩，会导致经血量过多。

子午时：23点~1点为子时，人体气血最低；11点~13点为午时，人体气血最旺。除非是急救，否则子午时都不适合按摩。

按摩辅助工具

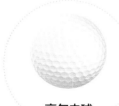

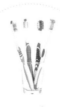

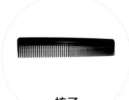

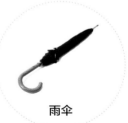

| 高尔夫球 | 牙刷 | 梳子 | 雨伞 |

按摩的最佳时机

1. 早上起床：早上刚刚醒来，气血较为平稳，若没有上班的压力，则是穴位按摩的最好时机。
2. 洗完澡：洗完澡后，身体血液循环好，此时按摩的效果更佳。
3. 睡前：晚上睡前准备休息，心情一般较为放松，也是适合按摩的状态。

🔍 按摩须知

按摩前：首先，按摩前应洗净双手、剪短指甲，戒指要摘下，以免伤及皮肤；其次，按摩前应该将双手搓热，这样可以提高疗效。

按摩中：应该尽量采取最舒适的姿势，可减少因不良姿势所引起的酸麻反应；按摩的力度不应忽快忽慢，宜平稳而缓慢地进行。

按摩后：按摩以后宜喝500毫升温开水，可促进新陈代谢，有排毒的疗效；按摩以后不可立刻用冷水洗脸、洗脚，而一定要用温水洗，且双脚要注意保暖。

按摩的禁忌证
1. 流行性感冒、乙型脑炎、脑膜炎、白喉、痢疾以及其他急性传染病
2. 急性炎症，如急性化脓性扁桃体炎、肺炎、急性阑尾炎、蜂窝组织炎等
3. 某些慢性炎症，如四肢关节结核、脊椎结核、骨髓炎等
4. 严重心脏病、肝脏病、肾脏病及肺病
5. 恶性肿瘤、恶性贫血、久病体弱而极度消瘦虚弱
6. 血小板减少性紫癜或过敏性紫癜
7. 大面积的皮肤病或溃疡性皮炎

推荐按摩润滑剂

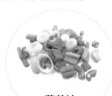

葱姜汁

将葱白和生姜捣碎取汁，能加强温热散寒作用，常用于冬春季保暖及小儿虚寒证

白酒

用于成人推拿，有活血祛风、散寒除湿、通经活络的作用。一般用于急性扭挫伤

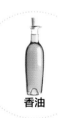

香油

运用擦法时涂上少许香油，可加强手法透热的效果，提高疗效

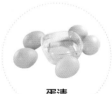

蛋清

有清凉祛热、化积消食的作用，适用于小儿消化不良等症

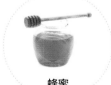

蜂蜜

蜂蜜加温开水调匀，有温中、补虚、散寒的作用，可用于伤寒、小儿惊风等症

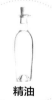

精油

精油具有杀菌、抗病毒的功效，可使按摩发挥出更大的功效

红花油

红花油可疏经活血、消肿止痛、改善血液循环，常用于软组织损伤方面的按摩

凡士林

凡士林不仅润滑，而且无刺激性，是穴位按摩常用的润滑剂

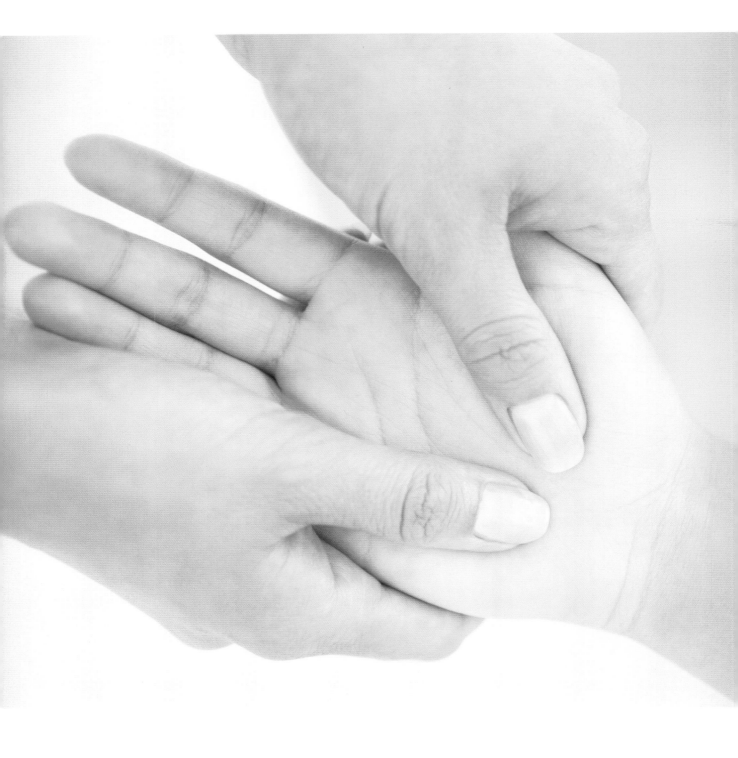

CHAPTER 01

呼吸系统病症的
穴位按摩

呼吸系统病症较为常见、多发，主要病变在气管、支气管、肺部及胸腔。病变轻者多有咳嗽、胸痛、呼吸受影响等症状；重者则出现呼吸困难、缺氧的症状，甚至因呼吸衰竭而致死。空气污染可导致呼吸系统病症高发，而季节的交替也会使呼吸道的抵抗力下降，引发各种呼吸系统病症。学会简单的自我按摩，不但可以有效地治疗疾病，还能缓解呼吸系统的一些常见症状。

鼻塞 ·迎香穴 ·合谷穴 ·素髎穴

鼻塞是一种鼻部疾病，俗称"鼻子不通气"，是耳鼻喉科疾病中常见的症状之一，凡是影响鼻腔呼吸道畅通的病变都能引起鼻塞。当人们身体虚弱或遇到气候突变时，就容易出现感冒、鼻塞、流鼻涕等症状。鼻塞有时因症状轻微、痛苦不大而容易被忽略。鼻塞可以通过不同的方法对症治疗。

发病机制

鼻塞主要分为两种，一种是一般性疾病引起的鼻塞，如常见的鼻炎、鼻息肉、鼻窦炎，扁桃体炎、咽炎等；另一种是先天性鼻部畸形引起的鼻塞，如先天性后鼻孔闭锁等。此外，鼻咽部肿瘤以及增殖体肥大、外伤引起的鼻中隔偏曲、鼻腔特异性感染的分泌物均可造成鼻塞。

临床症状

鼻塞一般为时甚短，伴有鼻痒、打喷嚏、流清水鼻涕甚至发热等全身症状；因鼻塞而张口呼吸，睡眠时会有鼾声。感冒引起的鼻塞为间歇性和交替性，通常会伴有发热症状，白天、天热时减轻，夜间、寒冷时加重，伴有分泌物增多的症状；慢性单纯性鼻炎引起的鼻塞只表现为说话呈闭塞性鼻音；鼻息肉引起的鼻塞多为持续性进行性加重，可以单侧也可以双侧；慢性肥大性鼻炎引起的鼻塞，因鼻腔内有干燥脓痂，呼出气体有腥臭味；慢性萎缩性鼻炎引发的鼻塞具有阵发性，往往突然发作。

推荐食物

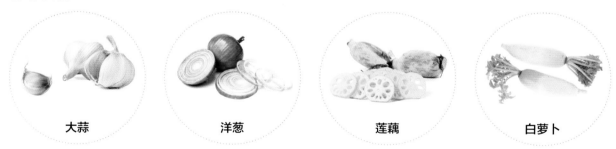

大蒜　　　　　洋葱　　　　　莲藕　　　　　白萝卜

鼻塞患者的日常护理

鼻塞患者在日常生活中首先要注意对鼻子的保暖，冬天外出要戴口罩，夏天少吹空调；其次要保持鼻子的湿润，经常给鼻子"洗冷水澡"能改善鼻黏膜的血液循环，增强鼻子对天气变化的适应能力。经常出现鼻塞症状者可适当进行自我按摩来缓解症状，还可以采用食醋熏蒸、热毛巾敷鼻来改善鼻塞带来的不适。对于鼻炎、鼻窦炎引起的鼻塞，中草药的治疗效果较好。

按摩穴位❶　　　　　　　　　迎香穴　　　　　　　　时间：1~3分钟

位于人体面部，在鼻翼旁开约
1厘米皱纹中（在鼻翼外缘中
点旁，当鼻唇沟中）

按摩方法
以食指指腹垂直按压，也可弯曲拇指与食
指，直接垂直按压穴位，每天按压2次。

按摩穴位❷　　合谷穴　　时间：1~3分钟

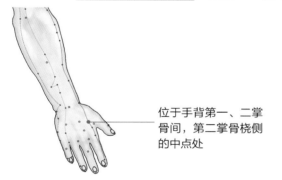

位于手背第一、二掌
骨间，第二掌骨桡侧
的中点处

按摩方法 用大拇指的指腹垂直按压穴位，有酸痛胀
感；分别按压左右两穴，每次各按1~3分钟。

按摩穴位❸　　素髎穴　　时间：1~3分钟

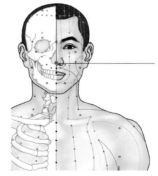

位于人体面部，当
鼻尖的正中央

按摩方法 单手食指伸直，其余四指自然合拢，以食
指的指腹直接按压或按揉鼻尖正中的素髎穴即可。

解析迎香穴

　　迎香是手阳明大肠经的腧穴，位于鼻旁，以鼻能闻香臭而得名，具有宣肺、通利鼻窍的功效，善治一切鼻疾。《太平圣惠方》认为其可以治疗"鼻息不闻香臭，偏风面痒及面浮肿，风叶叶动，状如虫行"。《御龙歌》中也记载着："不闻香臭从何治？迎香两穴可堪攻。"如果将迎香穴与鼻通穴（位于鼻唇沟上端尽处）配合起来按摩，更可以增强鼻的敏感度，是治疗鼻塞的有效穴位。

鼻炎 ·迎香穴 ·列缺穴 ·风池穴

鼻炎是鼻腔炎性疾病，是由病毒、细菌、变应原、各种理化因子，以及某些全身性疾病引起的鼻腔黏膜和黏膜下组织的炎症。鼻炎的病理改变主要是鼻腔黏膜充血、肿胀、渗出、增生、萎缩或坏死等；鼻炎主要分为慢性鼻炎、急性鼻炎、药物性鼻炎、萎缩性鼻炎和过敏性鼻炎等不同种类。

发病机制

导致人们患鼻炎的原因有很多，病毒感染是鼻炎的首要病因，病毒感染基础上继发的细菌感染也会导致鼻炎；鼻部邻近部位的慢性炎症长期刺激或畸形，会使鼻腔发生通气不畅或引流阻塞而导致鼻炎；缺乏维生素A或维生素C也会导致鼻炎。此外，烟酒过度会使鼻黏膜血管舒缩发生障碍而引起鼻炎；鼻腔用药不当或过量过久也会形成药物性鼻炎。

临床症状

慢性鼻炎主要症状为鼻子堵塞，轻者呈间歇性，重者呈持续性；急性鼻炎主要症状是鼻堵塞和分泌物增多，由清水样鼻涕逐渐变为黏液脓性鼻涕；过敏性鼻炎的主要症状是突发鼻痒、打喷嚏等，具有反复性，遇到过敏原就会经常发作。慢性鼻炎常伴随长期间歇性或交替性鼻塞，患者感到头昏脑涨，有黏脓性鼻涕倒流入咽腔。鼻炎患者大多有嗅觉下降、头痛、食欲不振、易疲倦、记忆力减退等症状。

推荐食物

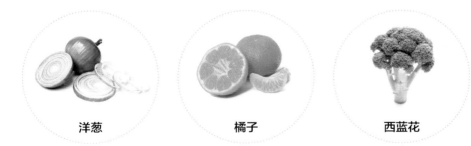

| 洋葱 | 橘子 | 西蓝花 | 大蒜 |

鼻炎患者的日常护理

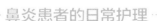

鼻炎患者要注意擤涕方法，应两侧鼻孔交替进行；鼻涕过浓时应以盐水冲洗，以免伤及鼻黏膜。游泳时尽量将头部露出水面。急性鼻炎发作时应多休息，保持室内空气流通，不能直接吹风；慢性鼻炎患者要保持治疗的信心和恒心，养成良好的个人卫生习惯，保持鼻腔清洁湿润，及时清理鼻腔内痂皮；加强体育锻炼，增强体质，预防感冒。香水、化妆品等会刺激鼻腔黏膜，所以也要尽量避免接触。

按摩穴位❶ | **迎香穴** | 时间：1～3分钟

位于人体面部，在鼻翼旁开约1厘米皱纹中（在鼻翼外缘中点旁，当鼻唇沟中）

按摩方法
以食指指腹垂直按压，也可弯曲拇指与食指，直接垂直按压穴位，每天按压2次。

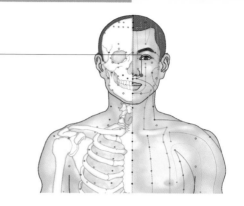

按摩穴位❷ | **列缺穴** | 时间：1～3分钟

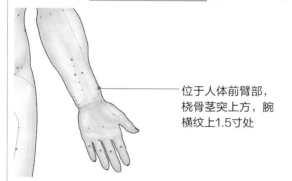

位于人体前臂部，桡骨茎突上方，腕横纹上1.5寸处

按摩方法 用食指指腹揉按穴位，或用食指指甲尖掐按穴位，先左手后右手，每次各揉按1～3分钟。

按摩穴位❸ | **风池穴** | 时间：1～3分钟

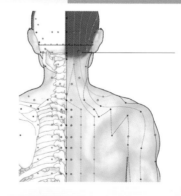

位于后颈部，当枕骨之下，胸锁乳突肌与斜方肌上端之间的凹陷处

按摩方法 用拇指指腹由下往上揉按穴位，有酸、胀、痛的感觉；重按时鼻腔有酸胀感。每天早晚各揉按一次，每次左右各揉按1～3分钟。

解析风池穴

风池穴为风邪入脑之冲，穴处凹陷似池，为治风之要穴，故名风池。风池穴归胆经，为胆经、三焦经与阳维脉之会穴，具有平肝熄风、清头明目、祛风解表、健脑安神的功效。《针灸甲乙经》认为此穴主"颈痛、项不得顾、目泣多、多眵、鼻鼽、目内眦赤痛、气厥、耳目不明、咽喉偻引项痉挛不收"。现代临床中，风池穴亦常用于鼻渊、鼻衄、鼻塞、耳聋、耳鸣等症。

咳嗽 ·水突穴 ·缺盆穴 ·屋翳穴

咳嗽是人体清除呼吸道内的分泌物或异物的保护性呼吸反射动作。作为人体呼吸系统疾病的主要症候之一，有声无痰为咳，有痰无声为嗽，痰与声多并见，难分清楚，所以人们一般将其并称为咳嗽。咳嗽虽然有有利的一面，但剧烈长期的咳嗽会导致呼吸道出血，因此应正确对待咳嗽。

🔍 发病机制

中医认为，咳嗽可分为外感咳嗽和内伤咳嗽两大类：外感咳嗽是由于风寒或风热外侵，肺气不宣，清肃失降而滋生痰液，一般外感咳嗽比较多发，咳声比较重，而且发病比较急，病程比较短；内伤咳嗽是因为饮食不节、脾失所运，因痰液内生而导致的，或者是由于脏腑功能失调，肝火旺盛，气火循经犯肺而引发的，内伤咳嗽发病较为缓慢，病程较长。

而现代医学则认为，咳嗽是由吸入物、感染、气候改变、精神因素等许多复杂因素综合作用的结果。

☺ 临床症状

作为呼吸系统主要疾病的咳嗽，不同的分类症状也不同，干咳常见于急性咽喉炎、支气管炎的初期，主要表现为咳嗽无痰或痰量少；支气管内异物会引发急性骤然的咳嗽；百日咳、支气管内膜炎结核常出现发作性咳嗽；左心衰竭和肺结核患者则主要表现为夜间咳嗽；慢性支气管炎、支气管扩张主要是长期慢性咳嗽；持续剧烈的咳嗽能将气管病变扩散到邻近的小支气管，使病情加重。根据音色特点，咳嗽又可分为嘶哑样咳嗽、鸡鸣样咳嗽等。

推荐食物

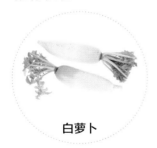

白萝卜

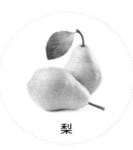

梨

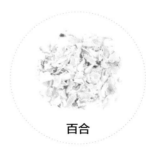

百合

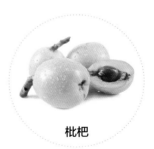

枇杷

咳嗽患者的日常护理

绝大部分咳嗽是由于呼吸道疾病引起的，因此预防呼吸道疾病是防治咳嗽的关键。咳嗽患者要注意气温变化，提前做好防寒保暖工作，避免因受凉而引起咳嗽；适当参加体育锻炼，多进行户外活动，增强体质，提高抗病能力。咳嗽期间，饮食方面应注意避免肥甘、辛辣及过咸的食物，最好戒烟酒，多食新鲜蔬菜，适量进食水果；忌食瓜子、巧克力等食物。

按摩穴位❶

水突穴

时间：1~3分钟

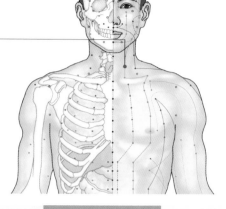

位于人体颈部，胸锁乳突肌的前缘，当人迎穴与气舍穴连线的中点

按摩方法

双手抬起与肩同高，以食指或拇指指端轻揉、点压颈下人迎穴与气舍穴连线中点的水突穴，两侧穴位各揉按1~3分钟。

按摩穴位❷

缺盆穴

时间：1~3分钟

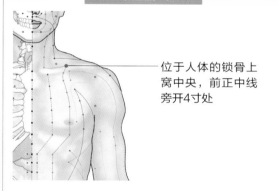

位于人体的锁骨上窝中央，前正中线旁开4寸处

按摩方法 以右手食指或中指指腹按揉位于人体左侧锁骨上窝中央的缺盆穴，然后再用左手按揉右侧的穴位，两侧穴位各按揉1~3分钟。

按摩穴位❸

屋翳穴

时间：1~2分钟

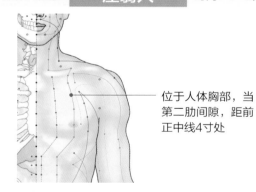

位于人体胸部，当第二肋间隙，距前正中线4寸处

按摩方法 单手抬起，以拇指或食指指腹按揉位于胸部乳头直上、第二肋间隙的屋翳穴，也可两侧同时按揉。

解析水突穴

　　水突，又名水门，属足阳明胃经，具有肃降肺气、理气化痰的功效。《会元针灸学》记载："水是水也，突是仓促而来，夫人饮水下咽，此穴必突而上也，胃伏寒水此穴必跳动不休，故名水突。"《针灸甲乙经》认为此穴可治"咳逆上气，咽喉痈肿，呼吸短气，喘息不通"。现代临床主要将此穴用于高血压、肥胖、脑梗死、支气管哮喘、咳嗽、偏头痛等。

感冒 ·迎香穴 ·合谷穴 ·风门穴

感冒又叫作急性上呼吸道感染，包括普通感冒、流行性感冒。常由病毒或病菌侵入人体而引发。感冒多呈自限性，发生率较高，普通感冒和流行性感冒较为常见；老幼体弱者，免疫功能低下者或患有慢性呼吸道疾病的患者为易感人群。

🔍 发病机制

感冒绝大部分由病毒引起，主要包括鼻病毒、冠状病毒、腺病毒、流感和副流感病毒、呼吸道合胞病毒、埃可病毒、柯萨奇病毒等；直接或继发的细菌感染也可引起感冒，包括溶血性链球菌、流感嗜血杆菌、肺炎球菌、葡萄球菌等；此外，各种导致全身或呼吸道局部防御功能降低的原因，如受凉、淋雨、气候突变、过度疲劳等也可使原已存在于上呼吸道或从外界侵入的病毒或细菌迅速繁殖，诱发感冒。

☺ 临床症状

普通感冒主要表现为鼻部症状，如打喷嚏、鼻塞、流清水样鼻涕，伴有咳嗽、咽干、咽痒等症状，发病2～3天后鼻涕变稠，伴随流泪、味觉减退、呼吸不畅、声嘶等症状；流行性感冒具有传染性强、发病人群范围较大的特点，主要症状为起病急，全身症状重，患者有畏寒、高热、恶心、呕吐、腹泻等症状；严重的感冒会引发鼻病毒以外的病毒感染或继发细菌性感染，如无并发症，一般5～7天可痊愈。

推荐食物

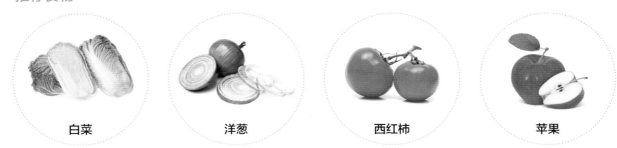

| 白菜 | 洋葱 | 西红柿 | 苹果 |

感冒患者的日常护理

感冒初发时，可用电吹风对着太阳穴吹3～5分钟的热风，每日数次，能够减轻症状；应避免受凉、淋雨、过度疲劳，尽量减少与感冒患者的接触，不用脏手接触口、眼、鼻。年老体弱易感者应注意防护，每晚可用热水泡脚15分钟，以双脚变红为度；平时要坚持适度有规律的户外运动，提高机体免疫力与耐寒能力。感冒期间，要合理搭配饮食，少吃油炸腌制食品，戒烟限酒。

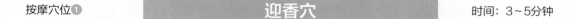

| 按摩穴位❶ | 迎香穴 | 时间：3~5分钟 |

位于人体面部，鼻翼旁开约1厘米的皱纹中（在鼻翼外缘中点旁，当鼻唇沟中）

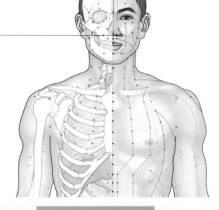

按摩方法
以食指指腹垂直按压，也可弯曲拇指与食指，直接垂直按压穴位，每天按压2次。

| 按摩穴位❷ | 合谷穴 | 时间：1~3分钟 |

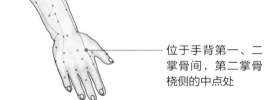

位于手背第一、二掌骨间，第二掌骨桡侧的中点处

按摩方法 用大拇指的指腹垂直按压穴位，有酸痛胀感；分别按压左右两穴，每次各按1~3分钟。

| 按摩穴位❸ | 风门穴 | 时间：1~3分钟 |

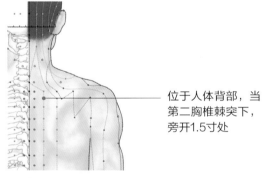

位于人体背部，当第二胸椎棘突下，旁开1.5寸处

按摩方法 举手抬肘，用食指指腹揉按穴位，每次左右各（或双侧同时）揉按1~3分钟。

解析合谷穴

合谷穴又名虎口，归属于手阳明大肠经，具有疏风解表、通经活络、行气止痛的功效。《千金翼方》记载："在手大指虎口两骨间陷者中。合谷，亦是山名，穴位在太阴与阳明经结合之处，开则如谷，合则如山也。"按摩合谷穴对人体有着广泛的调整作用，一般多将之用于治疗头面部、肢体及消化呼吸等疾病，如发热头痛、鼻衄鼻渊、目赤肿痛、耳聋、面肿、半身不遂、咳嗽气喘、胃痛、腹痛、便秘等。

支气管哮喘 ·商阳穴 ·肩中俞穴 ·廉泉穴

支气管哮喘也称哮喘，是由多种细胞和细胞组分参与的气道慢性炎症，这种慢性炎症会引起气道反应性增高，出现广泛多变的可逆性气流受限，从而导致反复发作的喘息、气急、胸闷或咳嗽等症状；可能出现感染、肺水肿等并发症。哮喘的发作时间多为夜间或凌晨，大多数患者能够自行缓解或经治疗缓解。

发病机制

支气管哮喘既受遗传因素又受环境因素的影响。一般认为，变态反应、气道慢性炎症、气道反应性增高及自主神经功能障碍等因素相互作用，共同参与哮喘的发病过程。哮喘的促发因素很多，鼻病毒、流感病毒等病毒感染，气候改变引起的气温、湿度、气压等发生改变都会诱发哮喘；香烟烟雾是户内诱发哮喘的主要因素，对哮喘儿童的影响尤为显著；此外，居住的环境受到污染，患者精神紧张、情绪激动，剧烈运动，以及服用阿司匹林类药物都会引起哮喘的发作。

临床症状

支气管哮喘不发作时，患者与常人无异，在发作前常有鼻塞、打喷嚏、眼痒等先兆症状。发作时的典型症状为反复出现胸闷、气喘、呼吸困难、咳嗽等，严重者甚至在短时间内出现无法呼吸和低氧血症；有的哮喘患者只表现出咳嗽一种症状。哮喘的另一主要特征是在夜间或凌晨发作并加重，有的哮喘症状能够自行缓解，但大部分需要积极治疗。

推荐食物

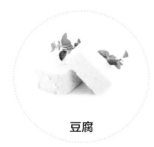

豆腐

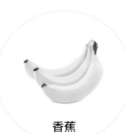

香蕉

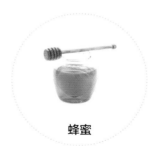

蜂蜜

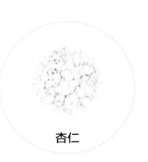

杏仁

支气管哮喘患者的日常护理

哮喘经常反复发作或表现为急性持续发作者，必须住院治疗。一般的哮喘患者，平时应保持室内空气清新、温度、湿度适宜，定时通风，避免接触过敏原及刺激性气体；养成规律的生活习惯，保持积极乐观的情绪；饮食上忌食冷、硬、辣、油炸和易过敏食物。当哮喘发作时，患者应卧床休息，采取舒适坐位或半卧位，保持呼吸道畅通。

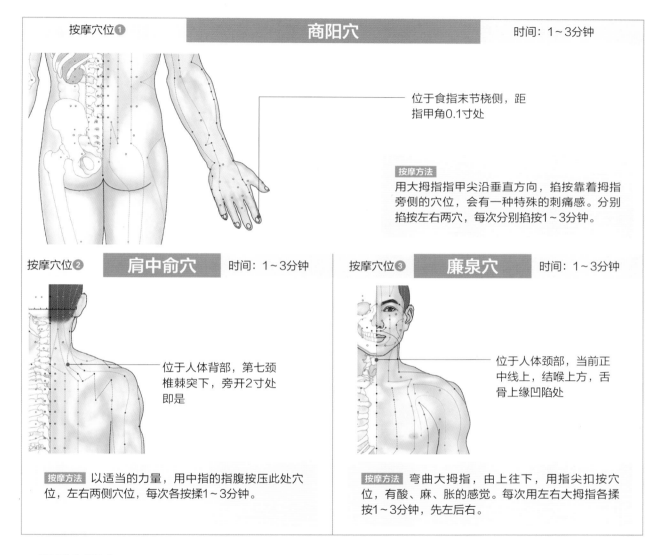

按摩穴位❶ | 商阳穴 | 时间：1~3分钟

位于食指末节桡侧，距
指甲角0.1寸处

按摩方法
用大拇指指甲尖沿垂直方向，掐按靠着拇指
旁侧的穴位，会有一种特殊的刺痛感。分别
掐按左右两穴，每次分别掐按1~3分钟。

按摩穴位❷ | 肩中俞穴 | 时间：1~3分钟

位于人体背部，第七颈
椎棘突下，旁开2寸处
即是

按摩方法 以适当的力量，用中指的指腹按压此处穴
位，左右两侧穴位，每次各按揉1~3分钟。

按摩穴位❸ | 廉泉穴 | 时间：1~3分钟

位于人体颈部，当前正
中线上，结喉上方，舌
骨上缘凹陷处

按摩方法 弯曲大拇指，由上往下，用指尖扣按穴
位，有酸、麻、胀的感觉。每次用左右大拇指各揉
按1~3分钟，先左后右。

解析商阳穴

　　商阳穴归属于手阳明大肠经，具有宣肺解表、泄热开窍的功效。《针灸铜人》中有记载："商者，金也。手阳明为金之表，故曰商阳。"

　　《素问·缪刺论》认为商阳穴可治疗"气满胸中、喘息而支肿、胸中热、耳聋时不闻音、耳中生风、齿唇寒痛"等病症。在现代临床中，商阳穴常用于感冒、咽炎、喉炎、扁桃体炎、中风昏迷、手指麻木、百日咳等。

咽喉肿痛 ·太渊穴 ·鱼际穴 ·少商穴

咽喉肿痛是指口咽和喉咽部出现病变，以咽喉部红肿疼痛、吞咽不适为特征的一种常见的病症，多发于一年中的寒冷季节，大多是感冒、扁桃体炎、鼻窦炎、百日咳、咽喉炎以及病毒感染的并发症。多数急性咽喉肿痛会在数天至数周内自动消失；如果疼痛持续存在并迅速加重，则需要就医治疗。

🔍 发病机制

任何刺激咽喉及口腔黏膜的物质都可能引起咽喉肿痛，刺激因素主要分为以下几方面：由病毒、细菌感染及过敏反应导致，牙龈感染有时也会累及咽喉；大量吸入灰尘、香烟、废气等污染性气体；过量饮用热饮料或食用过烫食物刺激咽喉部位；慢性咳嗽、环境干燥、食管反流及大声说话等刺激咽喉。引发咽喉肿痛的常见疾病有全身病毒感染、腮腺炎、咽炎、扁桃体炎、感冒等。

☺ 临床症状

不同病因引起的咽喉肿痛症状也不相同，鼻咽部炎症患者在急性炎症期，咽喉有干疼的感觉，因为血管扩张，患者在将鼻涕回吸吐出时略带血丝；口咽部炎症多伴随感冒而发生，患者扁桃体急性发炎时，会出现中度发热或高热，感到咽痛，严重时会出现扁桃体肿胀化脓；急性喉炎发作时，患者会咽痛，咽部有异物感；咽喉部炎症多为急性炎症，患者感觉咽部疼痛，有被堵住的感觉，不敢吞咽食物，说话时有含水的声音，严重者会导致呼吸困难，甚至危及生命。

推荐食物

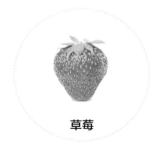

草莓

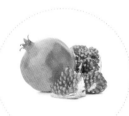

石榴

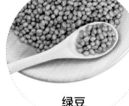

绿豆

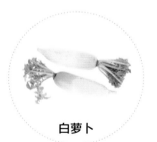

白萝卜

咽喉肿痛患者的日常护理

咽喉肿痛患者应保持室内空气新鲜，温度和湿度适宜。早晨、饭后及睡觉前应漱口、刷牙，保持口腔清洁。戒烟戒酒；饮食上宜吃有养阴降火作用的食物，忌吃过冷、过热、辛辣刺激性食物；多喝水，保持口腔喉咙湿润。少说话，避免刺激声带。平时注意锻炼身体，预防感冒。有鼻咽部、口腔疾病者应及时治疗。在寒冷或有风沙的天气，出门应戴好口罩，以防止冷空气或空气中的粉尘对咽喉部产生刺激。

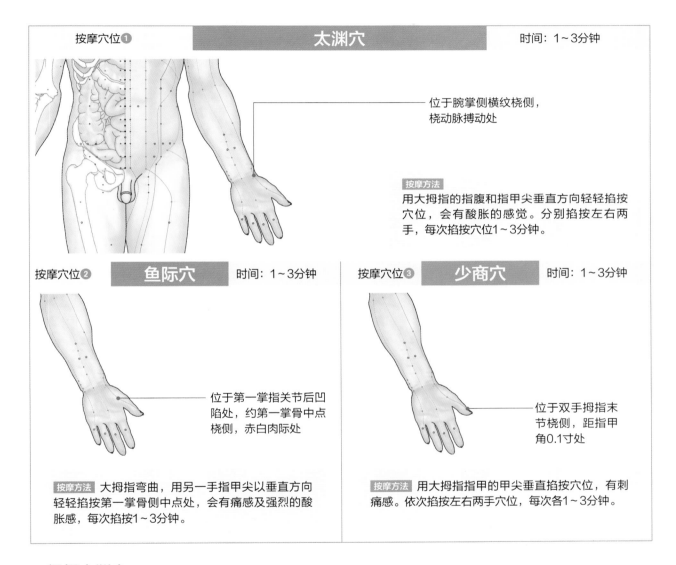

按摩穴位❶　太渊穴　时间：1~3分钟

位于腕掌侧横纹桡侧，
桡动脉搏动处

按摩方法
用大拇指的指腹和指甲尖垂直方向轻轻掐按
穴位，会有酸胀的感觉。分别掐按左右两
手，每次掐按穴位1~3分钟。

按摩穴位❷　鱼际穴　时间：1~3分钟

位于第一掌指关节后凹
陷处，约第一掌骨中点
桡侧，赤白肉际处

按摩方法 大拇指弯曲，用另一手指甲尖以垂直方向
轻轻掐按第一掌骨侧中点处，会有痛感及强烈的酸
胀感，每次掐按1~3分钟。

按摩穴位❸　少商穴　时间：1~3分钟

位于双手拇指末
节桡侧，距指甲
角0.1寸处

按摩方法 用大拇指指甲的甲尖垂直掐按穴位，有刺
痛感。依次掐按左右两手穴位，每次各1~3分钟。

解析太渊穴

太渊穴是手太阴肺经原穴。太，是大的意思；渊，是深的意思。"太渊"就是比喻此穴为脉气所大会，博大而深。
太渊穴具有止咳化痰、扶正祛邪的功效。《医宗金鉴》记载此穴可治疗"牙齿疼痛、手腕无力疼痛，及咳嗽风痰、偏正
头痛"等病症。现代医学则认为，此穴可治头面、胸肺及本经脉所过之处的疾病，如咳嗽、气喘、咯血、喉痹、失音、
心痛、胸闷等疾病。

支气管炎 ·尺泽穴 ·孔最穴 ·丰隆穴

支气管炎是指气管、支气管黏膜及其周围组织的慢性非特异性炎症，以长期咳痰、喘息及反复发作为特征。支气管炎可分为急性支气管炎与慢性支气管炎两类，急性支气管炎多发于婴幼儿，大多是肺炎的早期表现；慢性支气管炎是严重危害人体健康的常见病和多发病，以老年人多见，秋冬季节为发病高峰。

发病机制

支气管炎主要原因是病毒感染，或在病毒或病毒与支原体混合感染损伤气道黏膜的基础上可继发细菌感染；当气温下降、呼吸道小血管痉挛缺血、防御功能下降时，会引发疾病；长期受到烟雾粉尘、空气污染等慢性刺激也可致病；吸烟会使支气管痉挛、黏膜变异、纤毛运动降低、黏液分泌增多，也会造成感染；花粉、有机粉尘、细菌蛋白质、真菌孢子等都是常见的过敏原，也会引起过敏性支气管炎。

临床症状

急性支气管炎发病初期常表现为上呼吸道感染，以流清涕、发热、咳嗽为主要症状，出现声音嘶哑、喉痛、轻微胸骨后摩擦痛；初期痰少，呈黏性不易咳出，2～3日后变为脓性；受烟尘和冷空气等刺激后咳嗽加重。慢性支气管炎患者早期多无特殊体征，肺底部可以听到少许湿性或干性啰音，主要表现为长期咳嗽，早晚加重，有发热、怕冷、咳脓痰的现象；长期可发展为肺气肿。

推荐食物

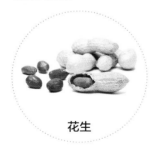

花生

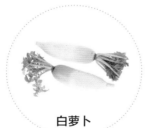

白萝卜

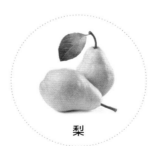

梨

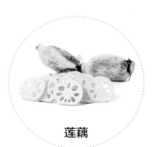

莲藕

支气管炎患者的日常护理

支气管炎患者一定要戒烟并避免被动吸烟，避免吸入烟雾、粉尘，出门戴口罩，远离刺激性的气体，如厨房油烟等。既要坚持耐寒锻炼，又要注意保暖，预防感冒。居住、工作场所应勤开窗通风，保持室内空气新鲜。饮食以清淡为主，忌食辛辣厚腻食品。年老体弱无力咳痰者或痰量较多者，应以祛痰类药物为主。危重患者应定时变换体位，促使痰液排出。当患者发热、咳喘时必须卧床休息，否则会加重心脏负担，使病情加重。

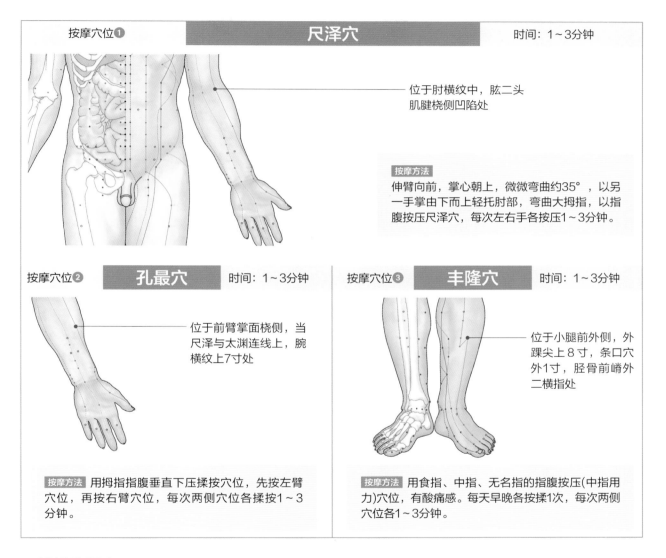

按摩穴位❶	尺泽穴	时间：1~3分钟

位于肘横纹中，肱二头
肌腱桡侧凹陷处

按摩方法
伸臂向前，掌心朝上，微微弯曲约35°，以另
一手掌由下而上轻托肘部，弯曲大拇指，以指
腹按压尺泽穴，每次左右手各按压1~3分钟。

按摩穴位❷	孔最穴	时间：1~3分钟

位于前臂掌面桡侧，当
尺泽与太渊连线上，腕
横纹上7寸处

按摩方法 用拇指指腹垂直下压揉按穴位，先按左臂
穴位，再按右臂穴位，每次两侧穴位各揉按1~3
分钟。

按摩穴位❸	丰隆穴	时间：1~3分钟

位于小腿前外侧，外
踝尖上8寸，条口穴
外1寸，胫骨前嵴外
二横指处

按摩方法 用食指、中指、无名指的指腹按压(中指用
力)穴位，有酸痛感。每天早晚各按揉1次，每次两侧
穴位各1~3分钟。

解析孔最穴

　　孔最穴归属于手太阴肺经。孔，孔穴的意思；最，极也。此穴是手太阴肺经上最为重要的穴位，具有宣肺通气、理
气止血的功效。《千金要方》记载此穴可治"臂厥热痛、汗不出"等病症。《针灸大成》认为此穴可治"热病汗不出、
咳逆肘臂痛屈伸难、手不及头、指不握、吐血、失音、严重头痛"等病症。现代临床一般将孔最穴用于支气管炎、肺
炎、扁桃体炎、桡侧腕伸肌腱炎、痔疮等病症的治疗。

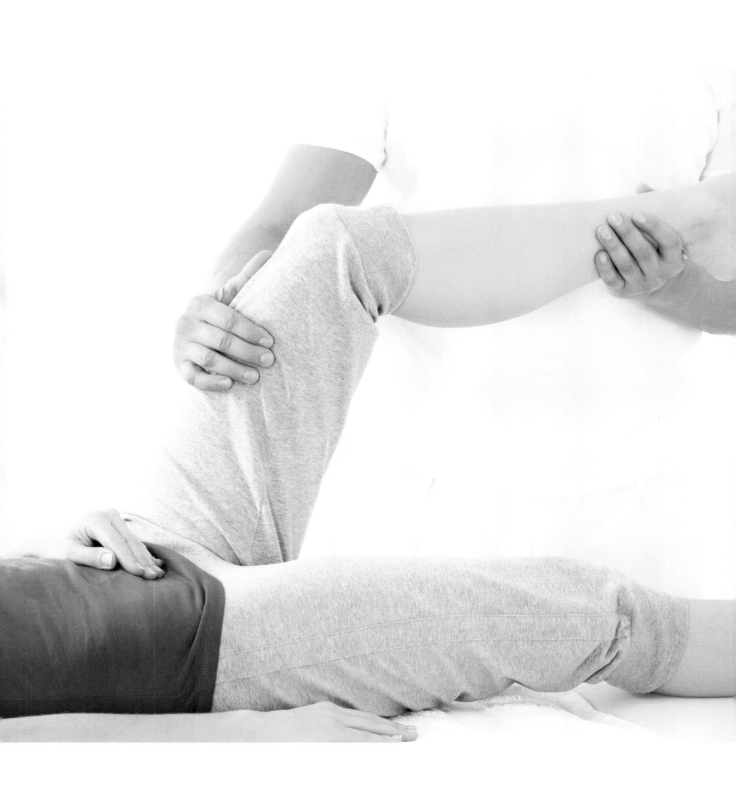

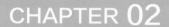

CHAPTER 02

消化系统病症的
穴位按摩

消化系统包括食管、胃、肠、肝、胆、胰等脏器，消化系统疾病属于常见病。面对消化系统疾病高发的现状，日常的饮食习惯及相应的自我保健措施就显得更为重要。

食欲不振 ·中脘穴 ·足三里穴 ·神门穴

"食欲"是指人体出于本能需要而产生的想要进食的简单生理需求。如果这种需求降低，就称为"食欲不振"；如果得不到正确的治疗，食欲不振会发展为进食需求丧失，也就是"厌食"。食欲不振常常是急慢性胃炎、肝炎、神经性厌食等病的常见症状；或者是服用某些药物所导致的副作用。

🔍 发病机制

人体经常处于疲劳或者精神紧张的状态，可能导致暂时性的食欲不振；过度的体力劳动或脑力劳动，会引起胃壁供血不足、消化功能减弱而引发厌食；饥饱不均、暴饮暴食、酗酒吸烟等不良生活习惯会损伤胃黏膜，进而引起食欲不振；女性在怀孕初期，或由于口服避孕药的副作用，会导致食欲不振；慢性胃炎、胃迟缓、胃癌以及初期肝病等疾病也可能引起一定程度的食欲不振。此外，睡前吃生冷食物、失眠、情绪焦虑等都可能是食欲不振的诱导因素。

☺ 临床症状

生理性食欲不振多发生于情绪不佳、睡眠不足、疲倦、食物结构单调等情况下，此时人的食欲减退，甚至不想吃饭，但大多持续时间较短，当诱发因素消失后食欲便会恢复。若食欲不振是其他病症的并发症，如果没有明显诱因且持续时间较长，并伴有其他症状时，则应提高警惕，尽早检查。

推荐食物

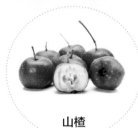

山楂

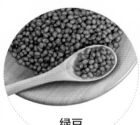

绿豆

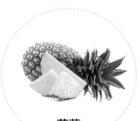

菠萝

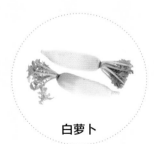

白萝卜

食欲不振患者的日常护理

对生理性食欲不振者，要尽量给其创造良好的饮食环境，在整洁、安静、空气清新的环境中进餐，消化液的分泌不仅不会受到抑制，反而可增进人体食欲。患者在进食时，应采取舒适的体位，如坐位或半坐位，而且应当吃营养丰富、易消化的饮食。要保持规律的生活，正常三餐之外不要随意吃零食，糖果、糕点等零食会造成人体消化液分泌紊乱，加速食欲减退。进行适当的户外活动可促进机体新陈代谢，但应避免过度疲劳，保证充足的睡眠有助于食物的消化与吸收。

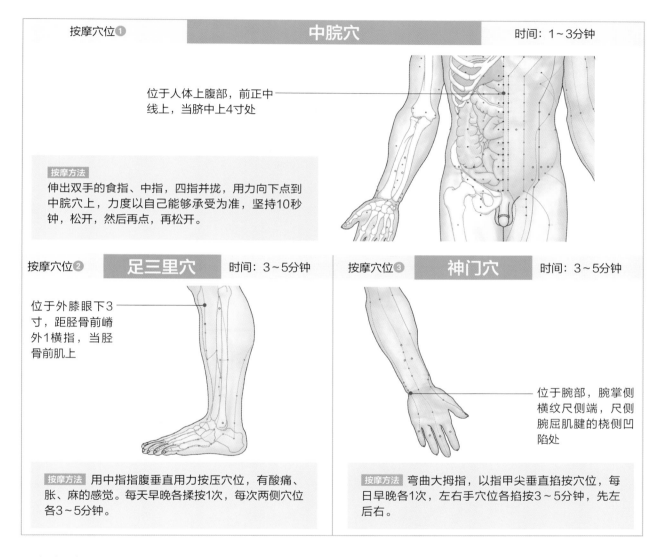

按摩穴位❶ | 中脘穴 | 时间：1～3分钟

位于人体上腹部，前正中线上，当脐中上4寸处

按摩方法 伸出双手的食指、中指，四指并拢，用力向下点到中脘穴上，力度以自己能够承受为准，坚持10秒钟，松开，然后再点，再松开。

按摩穴位❷ | 足三里穴 | 时间：3～5分钟

位于外膝眼下3寸，距胫骨前嵴外1横指，当胫骨前肌上

按摩方法 用中指指腹垂直用力按压穴位，有酸痛、胀、麻的感觉。每天早晚各揉按1次，每次两侧穴位各3～5分钟。

按摩穴位❸ | 神门穴 | 时间：3～5分钟

位于腕部，腕掌侧横纹尺侧端，尺侧腕屈肌腱的桡侧凹陷处

按摩方法 弯曲大拇指，以指甲尖垂直掐按穴位，每日早晚各1次，左右手穴位各掐按3～5分钟，先左后右。

解析中脘穴

中脘穴为任脉穴位，位于上腹部前正中线上，内应胃中部，故名中脘。此穴具有和胃健脾、通降腑气、行气活血的功效。《针灸大成》记载："中脘主五膈、喘息不止、腹暴胀、中恶、脾疼、饮食不进、翻胃、赤白痢、寒癖、气心疼、伏梁、心下如复杯、心脏胀、面色痿黄、天行伤寒不已、温疟先腹痛、先泻、霍乱、泻出不知、饮食不化、心痛、身寒、不可俯仰、气发噎。"现代临床一般将中脘用于急慢性胃炎、消化不良、膈肌痉挛等病症。

腹痛腹胀 ·气海穴 ·大横穴 ·气冲穴

腹痛指由于各种原因引起的腹腔脏器病变而导致的腹部疼痛，疼痛区域主要在肋骨以下腹股沟以上；可分为急性腹痛与慢性腹痛两类。腹胀则是指一种更为常见的消化系统病症，它可以是一种主观上的感觉，即患者感到腹部的一部分或全腹部胀满；也可以是一种客观上的检查所见，发现患者腹部的一部分或全腹部膨隆。

🔍 发病机制

人体出现腹痛或腹胀通常都是由消化系统的疾病所引发。过多摄取生冷类食物、食糜在腹内停留时间过长、脾肾两虚以及气血不畅都会致使腹痛的发生。导致腹痛的常见病因包括胃及十二指肠溃疡、胃炎、胃癌、小肠及结肠疾病、胆道和胰腺疾病，急慢性肝炎、肝癌等。腹胀是一种常见的消化系统症状，引起腹胀的原因主要有胃肠道胀气、各种原因所致的腹水、腹腔肿瘤等。

☺ 临床症状

急性腹痛常常伴有其他症状，可以帮助进行临床诊断：出现黄疸，可能是急性肝、胆疾病，大叶性肺炎等；并发寒颤、高热，可能是急性化脓性胆道炎、化脓性心包炎等；伴有血尿，可能是泌尿系统疾病；若出现休克，则可能是急性腹腔内出血、绞窄性肠梗阻、消化性溃疡急性穿孔等，要立即送往医院救治。腹胀一般症状较轻，主要表现为呕吐、嗳气、便秘，腹部出现部分或全部膨隆等。

推荐食物

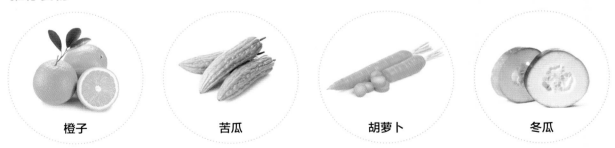

| 橙子 | 苦瓜 | 胡萝卜 | 冬瓜 |

腹痛腹胀患者的日常护理

急性腹痛患者若对导致腹痛的原因不能确定，应到医院就诊。在排除急症的前提下，可以采用轻柔的按摩手法疏畅气血，以促进胃肠功能的恢复而减轻疼痛。腹胀患者在饮食上应避免不易消化、过硬的食物，养成细嚼慢咽的饮食习惯，少吃高纤维食物，多吃有刺激消化作用的食物；饭后多散步，坚持锻炼身体，保持心情愉悦。

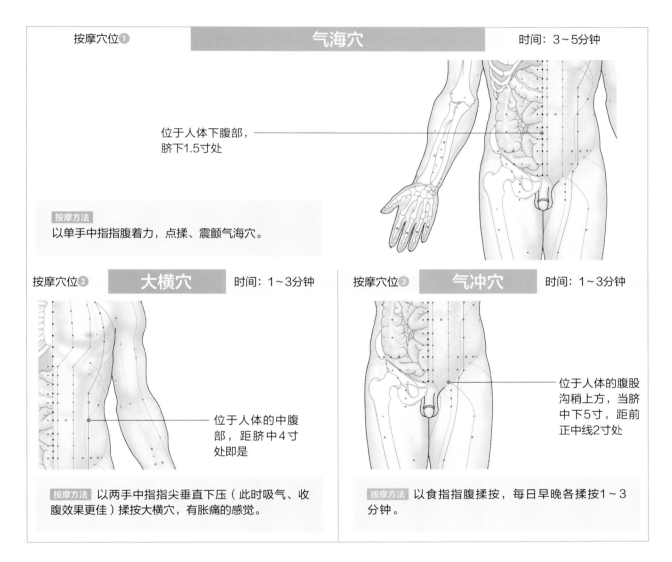

按摩穴位❶ 　　　　　　　气海穴　　　　　　　时间：3~5分钟

位于人体下腹部，
脐下1.5寸处

按摩方法
以单手中指指腹着力，点揉、震颤气海穴。

按摩穴位❷ 　大横穴　时间：1~3分钟

位于人体的中腹
部，距脐中4寸
处即是

按摩方法 以两手中指指尖垂直下压（此时吸气、收
腹效果更佳）揉按大横穴，有胀痛的感觉。

按摩穴位❸ 　气冲穴　时间：1~3分钟

位于人体的腹股
沟稍上方，当脐
中下5寸，距前
正中线2寸处

按摩方法 以食指指腹揉按，每日早晚各揉按1~3
分钟。

解析大横穴

大横穴归属于足太阴脾经，具有理气止痛、通调腑气的功效。平线为横，是旁侧的意思，意谓此穴位于脐旁横平4寸处；又因为此穴平出脐旁的距离比盲俞、天枢等穴都大，故名大横。《针灸甲乙经》认为此穴可治"大风逆气、多寒善悲"等。《针灸大成》认为此穴可治"四肢不可举动、汗多洞痢"。现代临床一般将此穴用于治疗腹痛腹胀、痢疾、泄泻、便秘等肠腑疾患。

慢性腹泻 ·大肠俞穴 ·下巨虚穴 ·三阴交穴

腹泻是指排便次数明显超过平日习惯的频率，粪质稀薄，水分增加，每日排便量超过200克，粪便中含有未消化的食物，甚至带有脓血及黏液的常见病症。如果腹泻的时间持续2个月以上，或间歇期在2~4周内的复发性腹泻，就称之为慢性腹泻。慢性腹泻病因复杂、病程迁延，是一种常见的临床症状。

🔍 发病机制

慢性细菌性疾病、肠结核、血吸虫病、溃疡性结肠炎、放射性肠炎、缺血性结肠炎、肿瘤、小肠吸收障碍、消化不良、肠蠕动紊乱等都可能导致慢性腹泻；一些全身性疾病如糖尿病、甲状腺功能亢进症、慢性肾功能不全、尿毒症及自身免疫性疾病等（系统性红斑狼疮、硬皮病等）均会引起慢性腹泻。中医认为，腹泻是湿热侵袭、寒气内犯致使脾胃受损，或者因情志不调、肝气横逆犯胃而导致。此外，季节变化也会引起慢性腹泻。

☺ 临床症状

慢性腹泻的明显特征是排便习惯发生改变，大便次数明显增多，粪便的形态、颜色、气味改变，粪质变稀，含有脓血、黏液、未消化食物、脂肪等，或变为黄色稀水，气味酸臭。小肠病变引起的腹泻表现为腹部不适在餐后或便前加剧，大便量多而色浅；结肠病变引起的腹泻特征是腹部不适在便后得到缓解或减轻，排便次数多，粪便量少且含有血及黏液；直肠病变引起的腹泻则伴有里急后重。

推荐食物

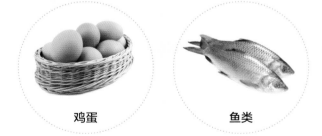

鸡蛋　　　　　　**鱼类**

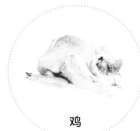

鸡

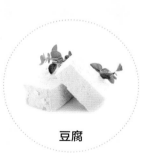

豆腐

慢性腹泻患者的日常护理

在慢性腹泻的发病初期，饮食应以保证营养供给又不加重胃肠道病变部位的损伤为原则，宜选择清淡流质饮食，如浓米汤、淡果汁和面汤等；缓解期排便次数减少后可进食少油的流质饮食，以后逐渐进食清淡、少油、少渣的半流质饮食；在恢复期腹泻完全停止时，食物应以细、软、烂、少渣、易消化为宜，每日都应吃些富含维生素C的食物。患者应注意保暖，尤其应护腰腹，避免受寒。平时应养成良好的卫生习惯，不食不洁食物。

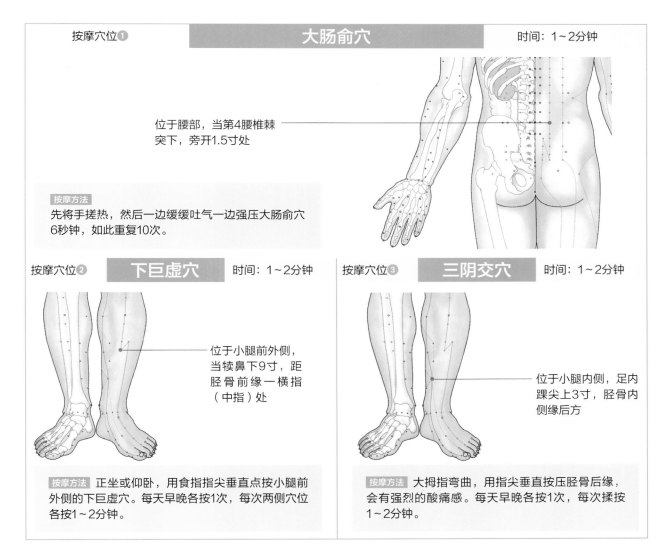

按摩穴位❶ 　　**大肠俞穴**　　时间：1~2分钟

位于腰部，当第4腰椎棘突下，旁开1.5寸处

按摩方法
先将手搓热，然后一边缓缓吐气一边强压大肠俞穴6秒钟，如此重复10次。

按摩穴位❷ **下巨虚穴** 时间：1~2分钟

位于小腿前外侧，当犊鼻下9寸，距胫骨前缘一横指（中指）处

按摩方法 正坐或仰卧，用食指指尖垂直点按小腿前外侧的下巨虚穴。每天早晚各按1次，每次两侧穴位各按1~2分钟。

按摩穴位❸ **三阴交穴** 时间：1~2分钟

位于小腿内侧，足内踝尖上3寸，胫骨内侧缘后方

按摩方法 大拇指弯曲，用指尖垂直按压胫骨后缘，会有强烈的酸痛感。每天早晚各按1次，每次揉按1~2分钟。

解析三阴交穴

　　三阴交穴归属于足太阴脾经，为足少阴、足厥阴、足太阴三经的交会穴，故名三阴交，具有补脾胃、助运化、利水湿、疏下焦、理肝肾、通气滞、理精宫、祛风湿等功效。《千金要方》认为此穴可治疗"小儿中马客忤而吐不止、心痛腹胀、涩涩然大便不利、梦泄精、劳淋、卵偏大上入腹、脾中痛不得行、足外皮痛、胫痛不得卧"等。现代临床一般将此穴用于脾胃虚弱、消化不良、肠鸣泄泻、脘腹胀满等症。

膈肌痉挛 ·内关穴 ·膈俞穴 ·天突穴

膈肌痉挛，也叫"呃逆"，俗称"打嗝"，为膈肌功能障碍引发的症状，在我们的生活中司空见惯。它是由人体膈肌间歇性的收缩痉挛所引发的体内气逆上冲，导致喉间呃呃连声，声短而频，不能自制。多见于青壮年人群，其中女性多于男性，一年四季均可发生。

🔍 发病机制

在临床上，呃逆是一种症状，常常由于迷走神经和膈神经受到刺激而引起，进食过快、食用刺激性食物和吸入冷空气等因素都会引起膈肌痉挛。中医认为，胃失和降、膈间气机不利、胃气上逆动膈，或寒热宿食、燥热内盛，或气郁淤阻、脾胃虚弱，皆影响胃气的顺降，从而刺激膈神经，反射性地致使膈肌出现间歇性的收缩痉挛，出现不断"打嗝"的现象。从临床上看，喝过热或过冷的饮料、饮酒、过度吸烟等也可以导致呃逆的发生。

☺ 临床症状

呃逆是膈肌痉挛引起的收缩运动，吸气时声门突然关闭而发出一种短促的声音，可发于单侧或双侧的膈肌。因进食过冷、过热、过于辛辣，或因郁怒情绪等原因引起的呃逆属于短暂症状，多可自行消退；有的可持续较长时间而具顽固性。呃逆的声音或高或低，频率或疏或密，间歇时间不确定，常常伴随胸膈郁闷、脘中不适、情绪不安等症状，严重者会诱发厌食、拒食、失眠等症状。

推荐食物

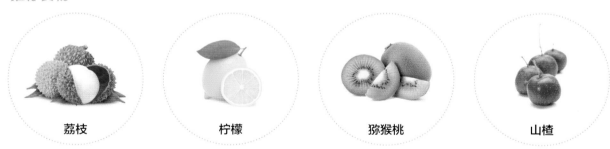

| 荔枝 | 柠檬 | 猕猴桃 | 山楂 |

膈肌痉挛患者的日常护理

常人发生打嗝一般可自行停止，不需要特殊治疗。持续时间长、症状不缓解的患者可采取一些简单的方法来缓解症状，如可以尝试饮少量水，在打嗝的同时咽下或尽量屏气，有的时候可以止住打嗝；但大汗久渴、久病体虚者，不宜过量饮水，否则损伤脾胃，导致脾胃之气逆而下降，呃逆频发。此外，打嗝频发者要保持心情舒畅，饮食不宜过饱，忌生冷、煎炸、不易消化的食品，严禁烟酒；饮食宜清淡，主食以馒头、软饭、面条为佳，有消化道出血时应禁食或予以流质饮食。

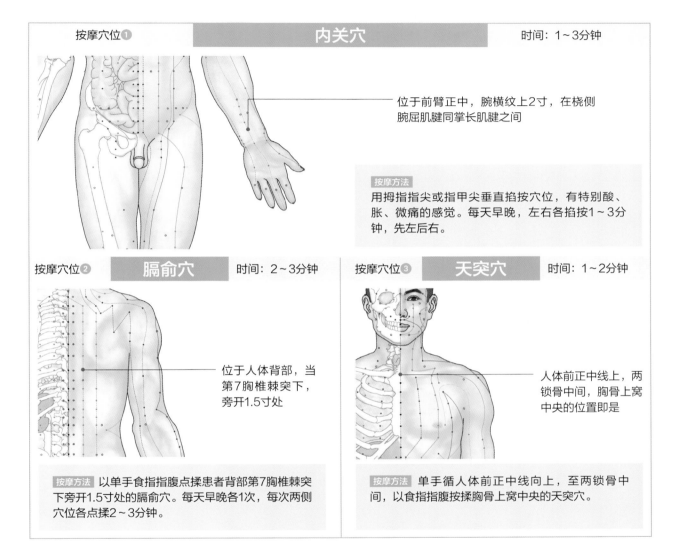

按摩穴位❶ | 内关穴 | 时间：1~3分钟

位于前臂正中，腕横纹上2寸，在桡侧
腕屈肌腱同掌长肌腱之间

按摩方法
用拇指指尖或指甲尖垂直掐按穴位，有特别酸、
胀、微痛的感觉。每天早晚，左右各掐按1~3分
钟，先左后右。

按摩穴位❷ | 膈俞穴 | 时间：2~3分钟

位于人体背部，当
第7胸椎棘突下，
旁开1.5寸处

按摩方法 以单手食指指腹点揉患者背部第7胸椎棘突
下旁开1.5寸处的膈俞穴。每天早晚各1次，每次两侧
穴位各点揉2~3分钟。

按摩穴位❸ | 天突穴 | 时间：1~2分钟

人体前正中线上，两
锁骨中间，胸骨上窝
中央的位置即是

按摩方法 单手循人体前正中线向上，至两锁骨中
间，以食指指腹按揉胸骨上窝中央的天突穴。

解析内关穴

内关穴归属于手阙阴心包经，对于由饮食不洁、饮酒过度、呕吐不止或者想吐又吐不出等各种原因导致的身体
不适，均具有较好的疗效。《针灸大成》认为内关穴"主手中风热、矢志、心痛、目赤、支满肘挛"等。长期按压此
穴，对膈肌痉挛、心绞痛、精神异常、风湿疼痛、胃痛、中风、哮喘、偏瘫、偏头痛、产后血晕、忧郁症等病症，具
有明显的改善和调理作用。

胃痛 ·中脘穴 ·内关穴 ·足三里穴

胃痛是以胃脘部疼痛为主要症状的消化道常见病症，疼痛区域在胃脘近心窝处，多见于急、慢性胃炎，胃及十二指肠溃疡病，胃神经官能症等。另外，胃黏膜脱垂、胃下垂、胰腺炎、胆囊炎及胆石症等也会并发胃痛。

发病机制

工作紧张、食无定时、饭后立刻运动、饮酒过量、吃辣过度、常吃难消化的食物等都会引起胃痛。中医认为，胃痛通常是由人体外感邪气、内伤饮食、脏腑功能失调等引发，脾失健运、胃失和降会导致胃痛，忧思恼怒、情志失调，使肝气犯胃也会引起胃痛。现代医学则认为，胃痛大多是急、慢性胃炎，胃及十二指肠溃疡，胃神经官能症等疾病的并发症。

临床症状

胃痛伴随的症状很多，如打嗝、胀气、恶心、呕吐、腹泻、胸闷等，每种疾病表现的症状会有不同。一般来说，食管疾病引发的胃痛常伴随胸闷烧心、吐酸水、打嗝等症状；胃溃疡导致的胃痛常伴随饱胀饿痛、打嗝有酸味，甚至吐血等症状；伴随打嗝、黄疸、发热等症状的胃痛可能是胆囊的问题。从中医的角度来讲，脾胃虚寒引起的胃痛可因按压而减缓；肝胃不和引起的胃痛则会胃胀吐酸。由于胃痛大多与进食有很密切的关系，因此胃痛大多会发生于餐前、餐后、食用某些食物后，或在过饥过饱、暴饮暴食等状况下发生。

推荐食物

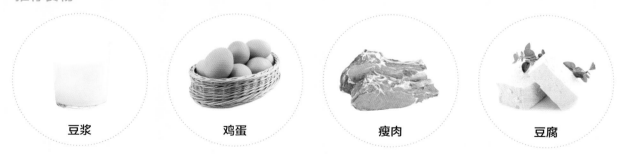

豆浆　　　　　　鸡蛋　　　　　　瘦肉　　　　　　豆腐

胃痛患者的日常护理

胃痛时应尽量把皮带松开，以保障胃气流通顺畅。经常胃痛的人应多穿舒适宽松的衣服，避免腹部受压。容易在晚上发生胃酸逆流的人，睡觉时应采取右侧在上、左侧在下的睡姿，同时垫高头部，避免胃酸逆流。胃痛患者应注意防寒，因胃部受寒后会使胃的功能受损，所以要注意胃部保暖。此外，应改正不良的饮食习惯，避免吃刺激性的食物，忌饮酒、咖啡、浓茶；每日三餐应定时，量要平均，间隔时间要合理。

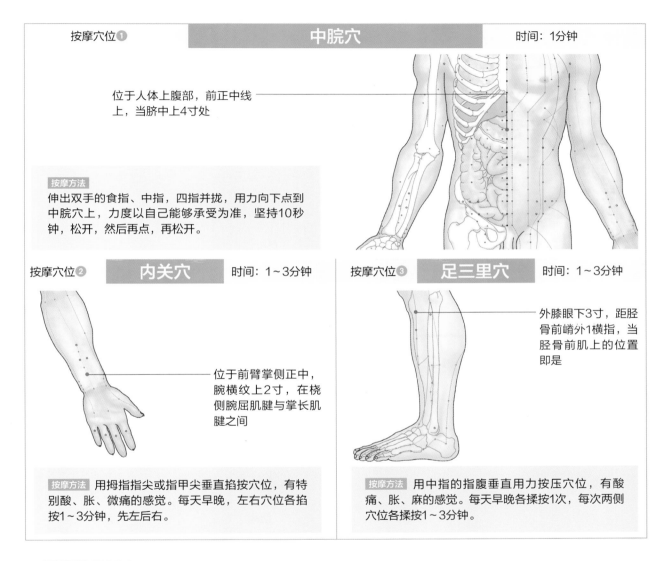

按摩穴位❶ 　　中脘穴　　时间：1分钟

位于人体上腹部，前正中线
上，当脐中上4寸处

按摩方法
伸出双手的食指、中指，四指并拢，用力向下点到
中脘穴上，力度以自己能够承受为准，坚持10秒
钟，松开，然后再点，再松开。

按摩穴位❷ 　内关穴　 时间：1~3分钟

位于前臂掌侧正中，
腕横纹上2寸，在桡
侧腕屈肌腱与掌长肌
腱之间

按摩方法 用拇指指尖或指甲尖垂直掐按穴位，有特
别酸、胀、微痛的感觉。每天早晚，左右穴位各掐
按1~3分钟，先左后右。

按摩穴位❸ 　足三里穴　 时间：1~3分钟

外膝眼下3寸，距胫
骨前嵴外1横指，当
胫骨前肌上的位置
即是

按摩方法 用中指的指腹垂直用力按压穴位，有酸
痛、胀、麻的感觉。每天早晚各揉按1次，每次两侧
穴位各揉按1~3分钟。

解析足三里穴

　　足三里归属于足阳明胃经，是胃脏精气功能的聚集点，主治腹部上、中、下三部之症，故名为"三里"。经常按摩
足三里，对胃痛、胃肠虚弱、胃痉挛、急慢性胃炎、胃下垂等病症具有较好的疗效。《黄帝内经·灵枢》记载："邪在
脾胃，则病肌肉痛，阳气有余，阴气不足，则热中善饥；阳气不足，阴气有余，则寒中肠鸣腹痛；阴阳俱有余，若俱不
足，则有寒有热。皆调于足三里。"

呕吐 ·劳宫穴 ·头维穴 ·神庭穴

　　呕吐是临床常见的症状，是指胃内容物或一部分小肠内容物通过食管逆流，经口腔吐出的一种复杂的反射动作。呕吐一般经过恶心、干呕、呕吐三个阶段，一般分反射性、中枢性、前庭障碍性、神经官能性四大类。呕吐是人体的一种防御性反射，能把胃内的有害物质吐出来，但频繁而剧烈的呕吐会导致脱水、电解质紊乱等并发症。

🔍 发病机制

　　当消化道出现器质性梗阻时，食管、胃或肠内容物下行受阻，被迫逆行而导致呕吐，如先天性消化道畸形、后天性肠扭转、肠套叠等；消化道感染性疾病，如肠炎、胃炎等刺激胃肠，会引起反射性呕吐；身体功能出现异常，如全身感染或者新陈代谢出现障碍时，会导致呕吐；颅内高压症状、脑膜刺激征或颅内占位性病变等脑神经系统疾病会引起中枢性喷射性呕吐；中毒也常常会导致呕吐。

☺ 临床症状

　　呕吐由于发病原因各异而有不同的临床表现，消化系统疾病导致的呕吐常伴有腹痛、恶心、腹泻、腹胀，呕吐时按食物、胃液、胆汁的顺序吐出；身体功能异常导致的呕吐常伴有发热、食欲减退、恶心、腹胀等中毒症状；脑神经系统疾病引起的呕吐呈喷射状，并伴有头痛、嗜睡、昏迷、惊厥等；神经官能性呕吐表现为呕吐可随时随地发生，毫不费力，吐出量不多，吐完可再食。

推荐食物

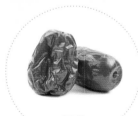

红枣

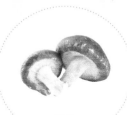

香菇

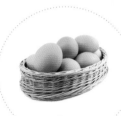

鸡蛋

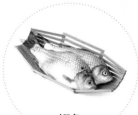

鲫鱼

呕吐患者的日常护理

　　经常呕吐者应避免风、寒、暑、湿以及秽浊之气的侵袭。饮食宜清淡，忌食生冷、辛辣、香燥之品，避免进食腥秽之物；不可暴饮暴食；应多吃甜菜、杨梅、山药、薏米、萝卜等具有保护消化系统功能的食物；呕吐严重者应食用半流质或流质食物，如米粥和米汤。呕吐频繁时应多喝水以补充体液，卧床休息，保持精神愉悦。患者呕吐后，应及时撤除容器，并用温开水或生理盐水漱口，以清除残留在口腔内的呕吐物异味；及时更换脏污的衣物，开窗通风，避免加重呕吐。

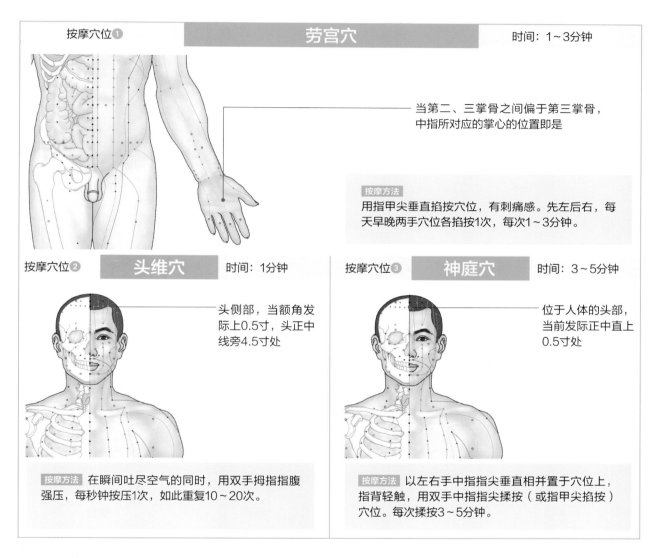

按摩穴位❶ 劳宫穴 时间：1~3分钟

当第二、三掌骨之间偏于第三掌骨，
中指所对应的掌心的位置即是

按摩方法
用指甲尖垂直掐按穴位，有刺痛感。先左后右，每
天早晚两手穴位各掐按1次，每次1~3分钟。

按摩穴位❷ 头维穴 时间：1分钟

头侧部，当额角发
际上0.5寸，头正中
线旁4.5寸处

按摩方法 在瞬间吐尽空气的同时，用双手拇指指腹
强压，每秒钟按压1次，如此重复10~20次。

按摩穴位❸ 神庭穴 时间：3~5分钟

位于人体的头部，
当前发际正中直上
0.5寸处

按摩方法 以左右手中指指尖垂直相并置于穴位上，
指背轻触，用双手中指指尖揉按（或指甲尖掐按）
穴位。每次揉按3~5分钟。

解析劳宫穴

　　劳宫穴又名五里穴、鬼路穴、掌中穴等，归属于手厥阴心包经。长期按摩此穴，对于中风昏迷、中暑、心绞痛、呕吐、口疮、口臭、癔症、鹅掌风、手指麻木等，均具有较好的疗效。《针灸甲乙经》记载："风热善怒、心中喜悲、思慕嘻嘘、善笑不休、劳宫主之……衄不止、呕吐血、气逆、噫不止、嗌中痛、食不下、善渴、舌中烂、掌中热、欲呕，劳宫主之……"

便秘 ·中脘穴 ·大横穴 ·小肠俞穴

便秘，主要是指人体大便的次数减少，间隔的时间延长。粪便在肠道内停留过久，因失去了水分的润滑而变得粪质干燥，排出困难。常伴随着腹胀、腹痛、食欲减退、嗳气反胃等症状，分为器质性和功能性便秘，女性、老年人是易发人群。

🔍 发病机制

造成便秘的主要原因有两个：一个是器质性病因，包括肠道器质性病变、神经系统疾病、糖尿病等内分泌疾病，以及长期服用药物（如抗抑郁药、抗帕金森病药等），均可引发便秘；一个是功能性病因，进食量少、食物缺乏纤维素或水分不足，对结肠运动的刺激减少而造成便秘。工作紧张、生活节奏过快、精神抑郁等因素会破坏正常的排便习惯而诱发便秘。此外，对泻药的依赖性也会造成便秘。年老体弱者因活动过少或结肠冗长，也会产生排便困难。

⊕ 临床症状

便秘主要表现为便意少，便次少，排便艰难，大便干燥硬结，有排便不净感，常伴有腹痛、腹部不适、失眠、烦躁、多梦、抑郁、焦虑等症状。便秘对各年龄段的人都会产生影响，症状较轻的患者一般不会就医，但如果便秘伴随便血、贫血、消瘦、发热、黑便、腹痛等症状，则需要尽快就医，以排除其他疾病。

推荐食物

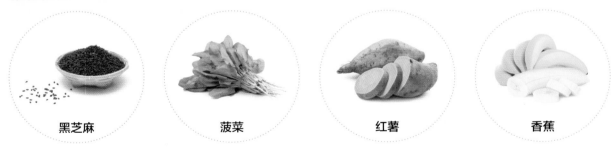

黑芝麻　　　　　菠菜　　　　　红薯　　　　　香蕉

便秘患者的日常护理

便秘者应养成合理的饮食习惯，如增加膳食纤维的摄入，增加饮水量以加强对结肠的刺激，使肠道保持足够的水分，有利粪便排出。养成每日定时排便的习惯，建立良好的排便条件反射。日常饮食中应增加富含维生素 B_2 食物的摄取，常吃富含粗纤维的各类蔬菜与水果，禁食温燥的食物，少食性涩、收敛的食物，戒烟、酒，避免滥用药物。同时应增加体育锻炼，如快走、慢跑等。

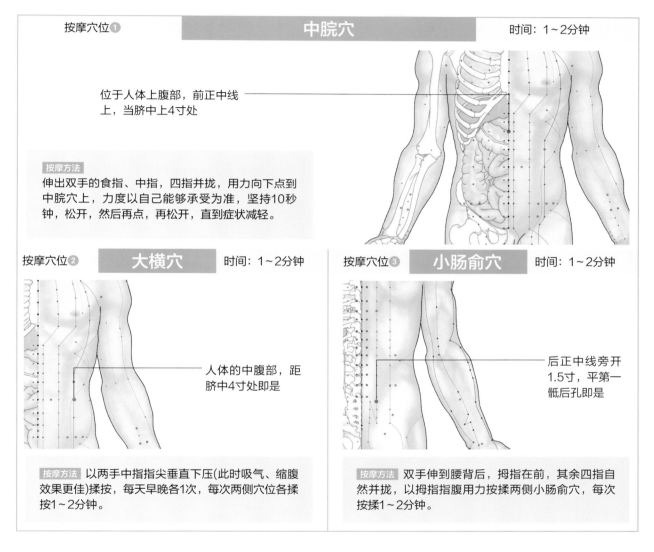

按摩穴位❶ | 中脘穴 | 时间：1~2分钟

位于人体上腹部，前正中线
上，当脐中上4寸处

按摩方法 伸出双手的食指、中指，四指并拢，用力向下点到中脘穴上，力度以自己能够承受为准，坚持10秒钟，松开，然后再点，再松开，直到症状减轻。

按摩穴位❷ | 大横穴 | 时间：1~2分钟

人体的中腹部，距
脐中4寸处即是

按摩方法 以两手中指指尖垂直下压（此时吸气、缩腹效果更佳）揉按，每天早晚各1次，每次两侧穴位各揉按1~2分钟。

按摩穴位❸ | 小肠俞穴 | 时间：1~2分钟

后正中线旁开
1.5寸，平第一
骶后孔即是

按摩方法 双手伸到腰背后，拇指在前，其余四指自然并拢，以拇指指腹用力按揉两侧小肠俞穴，每次按揉1~2分钟。

便秘小偏方

1. 黑芝麻25克，大米30克。将黑芝麻炒后研细末，备用；将大米淘洗干净，然后与黑芝麻末一起放入锅内；加清水以大火煮沸，再改用小火煮至粥成。此方可滋补肝肾，对眩晕、干咳、便秘等症都有疗效。

2. 牛奶250毫升，蜂蜜100毫升，葱汁少许，每天早上煮热吃。此方可滑肠通便，适用于习惯性便秘。

肠炎 ·长强穴 ·曲池穴 ·解溪穴

　　肠炎是细菌、病毒、真菌和寄生虫等引起的小肠炎、结肠炎的统称。部分患者因出现发热和里急后重的症状，因此肠炎也被称为"感染性腹泻"。根据病程长短的不同，肠炎可分为急性和慢性两类，急性肠炎一般潜伏期为12～36小时，在夏、秋两季发病率较高；慢性肠炎的病程一般在2个月以上。

🔍 发病机制

　　肠炎的致病因素很多。犬瘟热病毒、犬细小病毒等感染会引起病毒性肠炎，大肠杆菌、沙门菌等感染会导致细菌性肠炎，白色念珠菌感染经常引起真菌性肠炎，鞭毛虫、球虫、弓形虫、蛔虫、钩虫等会引起寄生虫肠炎。食用污染或腐败变质的食物、接触刺激性化学物质和某些重金属中毒，甚至一些过敏反应等都会导致肠炎。此外，滥用抗生素而导致肠道菌群失调，或出现耐抗生素菌株等，也是引起肠炎的原因。

☺ 临床症状

　　急性肠炎的主要症状是恶心、呕吐、腹泻。慢性肠炎因其病程长而在临床上有众多症状，主要表现为长期慢性或反复发作的腹痛、腹泻及消化不良等。病情较重者会出现轻重不一的腹泻，轻者每日排便3～4次，或出现腹泻、便秘交替进行的症状；重者每1～2小时就排便一次，甚至会大便失禁，粪质多呈糊状并混有大量黏液，常带脓血。若病变扩展到直肠以上，血液常常与粪便混合，会出现血性腹泻。

推荐食物

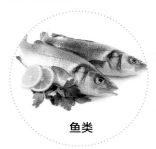

鱼类

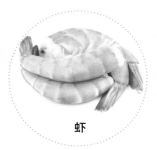

虾

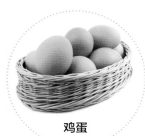

鸡蛋

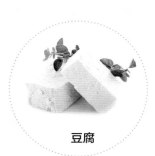

豆腐

肠炎患者的日常护理

　　肠炎患者首先要养成良好的饮食习惯，不进食病死牲畜的肉和内脏；肉类、禽类、蛋类等食物煮熟后才能食用；不吃腐败变质的食物。其次要加强食品卫生的意识，生吃瓜果要清洗干净，注意制作加工过程的卫生，防止食品被污染，注意饮用水的卫生。此外，培养良好的生活习惯，饭前便后洗手，加强锻炼，增强体质。

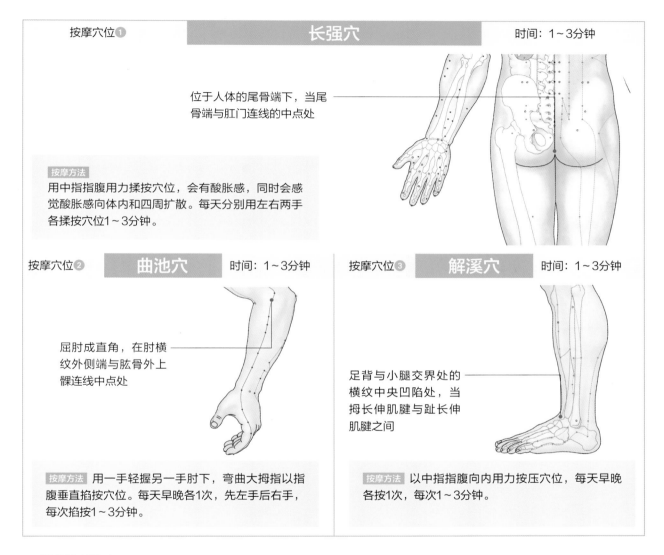

按摩穴位❶ 　　**长强穴**　　 时间：1～3分钟

位于人体的尾骨端下，当尾骨端与肛门连线的中点处

按摩方法
用中指指腹用力揉按穴位，会有酸胀感，同时会感觉酸胀感向体内和四周扩散。每天分别用左右两手各揉按穴位1～3分钟。

按摩穴位❷ 　**曲池穴**　 时间：1～3分钟

屈肘成直角，在肘横纹外侧端与肱骨外上髁连线中点处

按摩方法 用一手轻握另一手肘下，弯曲大拇指以指腹垂直掐按穴位。每天早晚各1次，先左手后右手，每次掐按1～3分钟。

按摩穴位❸ 　**解溪穴**　 时间：1～3分钟

足背与小腿交界处的横纹中央凹陷处，当拇长伸肌腱与趾长伸肌腱之间

按摩方法 以中指指腹向内用力按压穴位，每天早晚各按1次，每次1～3分钟。

解析长强穴

　　长强穴归属于督脉。长，是长久的意思；强，是强盛的意思。"长强"是指体内中的高温高压水湿之气由此穴外输体表，不仅强劲饱满且源源不断，故名。长期按摩这个穴位，对肠炎、腹泻、痔疮、便血、脱肛等病症，会有较好的治疗效果。如与承山穴配伍使用，有清热通便、活血化淤的功效，可治疗痔疮、便秘；如与身柱穴配伍使用，则能通调督脉，可治疗脊背疼痛。

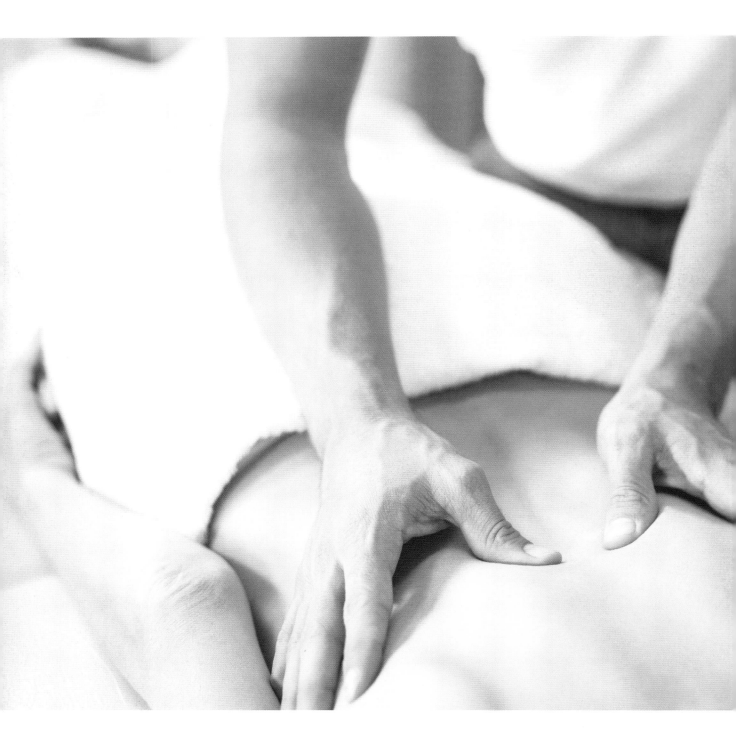

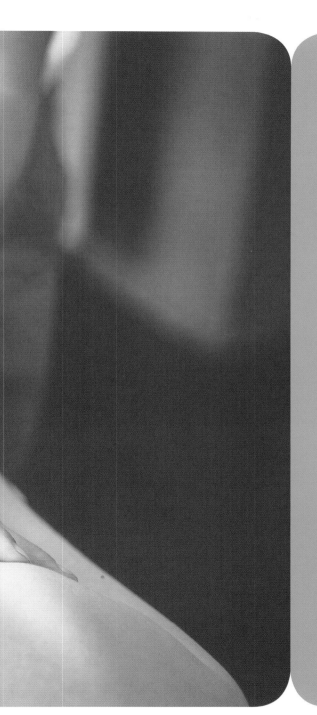

CHAPTER 03

泌尿系统病症的
穴位按摩

泌尿系统感染目前已经成为威胁男性健康的主要疾病之一，有三大特点：发病率高，年龄趋于低龄化，复合性感染比率增大。目前医院接诊的不少患者都是久治不愈的老病号，他们往往走不出泌尿感染疾病反复发作的"怪圈"。泌尿系统感染反复发作在各个年龄阶段都比较常见，其原因有生理上的因素，也有生活习惯及病理性因素。因此，日常的自我保健按摩对疾病的治疗意义就显得更为重要。

前列腺炎 ·中封穴 ·水泉穴 ·会阳穴

作为一种成年男性较易罹患的泌尿系统疾病，前列腺炎是一种由前列腺感染或非感染所引发的急慢性炎症。前列腺炎虽然不直接危害人的生命安全，但严重影响人们的生活质量。前列腺炎患者可见于各个年龄段的成年男性，其发病与季节、饮食、性生活、泌尿生殖道炎症、职业、社会经济状况以及精神心理等众多因素有关。

发病机制

性生活过于频繁、慢性便秘、饮酒过度等都会引发前列腺炎。长时间骑自行车、骑马或久坐，引起前列腺长期充血、盆腔肌肉长期慢性挤压，加上受凉、疲劳，从而导致机体抵抗力下降，容易造成前列腺炎的发生。此外，淋球菌或非淋球菌等病原微生物感染，也会导致前列腺炎。

临床症状

不同的前列腺炎症状表现各不相同，急性细菌性前列腺炎起病急，表现为寒战、高热、尿频、尿急、尿痛、排尿有烧灼感，伴有持续和明显的下尿路感染症状，血液和尿液中白细胞数量升高；慢性细菌性前列腺炎持续时间超过3个月，有反复发作的下尿路感染症状，主要表现为骨盆区域疼痛，夜尿增多，伴有焦虑、抑郁、失眠、记忆力下降等症状。此外，前列腺炎会偶尔并发性功能障碍，包括性欲减退、早泄、射精痛、勃起减弱及阳痿等症状。

推荐食物

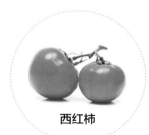

西红柿

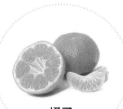

橘子

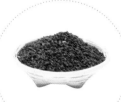

黑芝麻

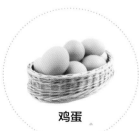

鸡蛋

前列腺炎患者的日常护理

前列腺炎的传统治疗方法是按摩，适当按摩能促进前列腺腺管排空并增加局部的药物浓度，适用于治疗慢性前列腺炎。前列腺炎患者在日常生活中应注意避免憋尿、久坐及长时间骑车、骑马；注意保暖，可用温水洗澡减缓不适症状；保持心情愉悦和精神放松，加强体育锻炼；适度性生活，不纵欲不禁欲；还应戒酒，忌辛辣刺激食物。

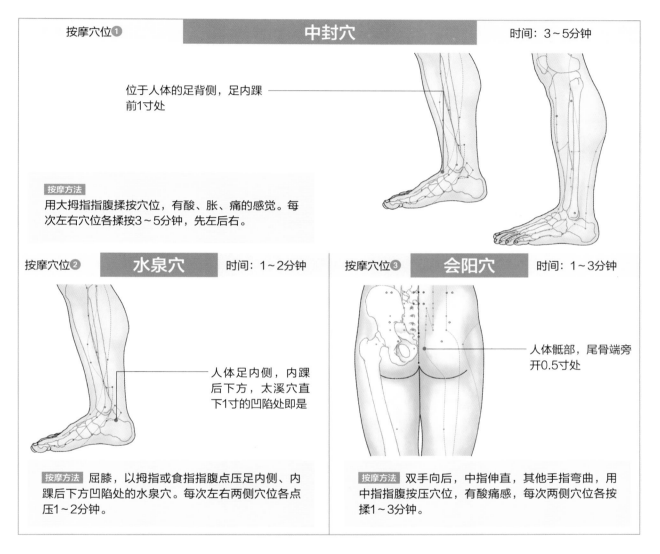

按摩穴位❶ 　　　**中封穴**　　　时间：3~5分钟

位于人体的足背侧，足内踝
前1寸处

按摩方法
用大拇指指腹揉按穴位，有酸、胀、痛的感觉。每
次左右穴位各揉按3~5分钟，先左后右。

按摩穴位❷　**水泉穴**　时间：1~2分钟

人体足内侧，内踝
后下方，太溪穴直
下1寸的凹陷处即是

按摩方法 屈膝，以拇指或食指指腹点压足内侧、内
踝后下方凹陷处的水泉穴。每次左右两侧穴位各点
压1~2分钟。

按摩穴位❸　**会阳穴**　时间：1~3分钟

人体骶部，尾骨端旁
开0.5寸处

按摩方法 双手向后，中指伸直，其他手指弯曲，用
中指指腹按压穴位，有酸痛感，每次两侧穴位各按
揉1~3分钟。

解析会阳穴

　　会阳穴归属于足太阳膀胱经，具有散发水湿、补阳益气的功效。会，是会和、交会的意思；阳，是阳气的意思。
"会阳"的意思是指膀胱经的经气在此处与督脉阳气会和，故名会阳。经常按摩这个穴位，对前列腺炎、泄泻、便血、
痔疮、阳痿、带下等症都具有较好的疗效。如与承山穴配伍使用，可治疗痔疮；如与曲池穴、血海穴配伍使用，则能祛
风除湿、活血止痒，可治疗阴部皮炎、瘙痒症状。

前列腺增生 ·阴陵泉穴 ·关元穴 ·中极穴

前列腺增生又称前列腺肥大，是前列腺的一种良性病变，常见于男性老年人。前列腺增生与人体内雄激素和雌激素的平衡失调有关，长期病变会引起肾积水和肾功能损害，并发结石、感染、肿瘤等。前列腺增生的发病率随全球人口老龄化递增而增加，一般城镇人群的发病率高于乡村。

🔍 发病机制

前列腺增生必须具备睾丸存在和年龄增长两个条件，其发病原因有很多，前列腺炎、尿道炎、膀胱炎、精阜炎等炎症未彻底治愈，会使前列腺组织因充血而增生肥大；过度的性生活和不健康的手淫，会使前列腺组织因持久淤血而增生；经常酗酒、嗜食辛辣等刺激性食物、缺乏体育锻炼、憋尿时间过长等因素也可以诱发前列腺增生。近年研究表明，吸烟、肥胖、家族史及人种与该病亦有密切关系。

☺ 临床症状

前列腺增生的症状主要表现为两种，一种是膀胱刺激症状，主要表现为尿频、尿急、夜尿增多及急迫性尿失禁；一种是前列腺因增生而阻塞尿路产生的梗阻性症状，主要表现为排尿困难。一般来说，排尿异常情况与前列腺增生的严重程度平行，早期症状主要包括排尿无力、中断和尿滴沥等；当前列腺增生较重时，会出现尿潴留、血尿、急性尿路感染，甚至肾积水、肾功能不全等症状。

推荐食物

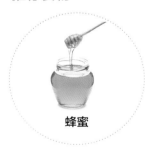

蜂蜜

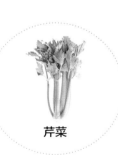

芹菜

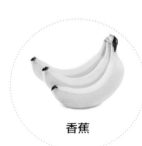

香蕉

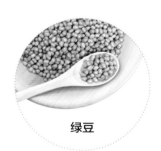

绿豆

前列腺增生患者的日常护理

前列腺增生患者首先要避免长时间憋尿，以免损害逼尿肌功能而加重病情。在日常生活中，要保持心情舒畅，避免忧思恼怒，切忌过度劳累。保持适度的性生活，既不纵欲，也不禁欲，但有尿潴留病史者当小心谨慎。适度进行体育活动，有助于机体抵抗力的增强，并可改善前列腺局部的血液循环。患者的饮食应清淡、易消化，多吃蔬菜瓜果，少吃辛辣刺激食物，以减少前列腺充血的机会。

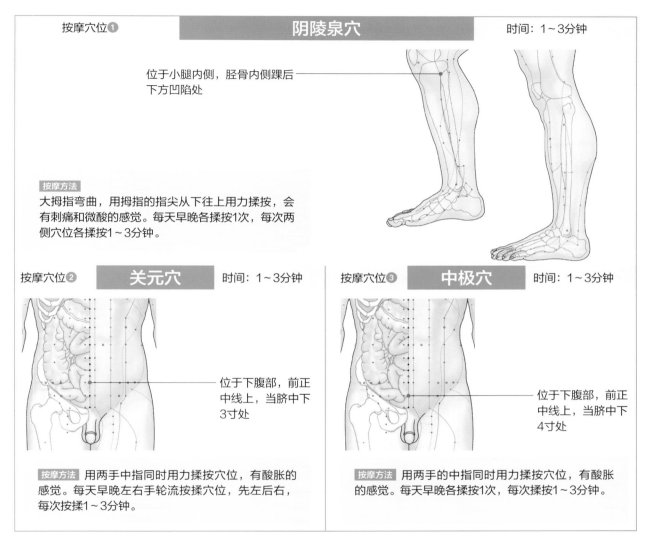

按摩穴位❶ 　　　　　　　　　　**阴陵泉穴**　　　　　　时间：1～3分钟

位于小腿内侧，胫骨内侧踝后
下方凹陷处

按摩方法
大拇指弯曲，用拇指的指尖从下往上用力揉按，会
有刺痛和微酸的感觉。每天早晚各揉按1次，每次两
侧穴位各揉按1～3分钟。

按摩穴位❷ 　　**关元穴**　　时间：1～3分钟

位于下腹部，前正
中线上，当脐中下
3寸处

按摩方法 用两手中指同时用力揉按穴位，有酸胀的
感觉。每天早晚左右手轮流按揉穴位，先左后右，
每次按揉1～3分钟。

按摩穴位❸ 　　**中极穴**　　时间：1～3分钟

位于下腹部，前正
中线上，当脐中下
4寸处

按摩方法 用两手的中指同时用力揉按穴位，有酸胀
的感觉。每天早晚各揉按1次，每次揉按1～3分钟。

解析阴陵泉穴

　　阴陵泉穴归属于足太阴脾经，具有清脾理热、宣泄水液、化湿通阳的功效。阴，水的意思；陵，土丘的意思；泉，
水泉穴。阴陵泉的意思是指脾经地部流行的经水和脾土物质的混合物在此穴中聚合堆积。长期按摩这个穴位，对前列
腺增生、尿失禁、尿路感染、月经不调、阴道炎、腹泻、膝关节及周围软组织疾患，均具有很好的改善、调理和保健效
果；还能够使腹胀、腹绞痛、肠炎、痢疾、膝痛等症得到有效的缓解。

尿道炎　·太溪穴　·复溜穴　·肓俞穴

尿道炎是一种由细菌、真菌或病毒引起的尿道黏膜的炎症，多是由于致病菌逆行侵入尿道而引起。作为一种常见病，尿道炎多见于女性，其中已婚女性的发病率较高。尿道炎一般分为急性、慢性、非特异性和淋菌性四种，后两种在临床表现上类似，必须根据病史和细菌学检查加以鉴别。

🔍 发病机制

尿道器械检查容易造成尿道黏膜擦伤，由于尿道黏膜的防御功能受到破坏，容易感染细菌而导致尿道炎；外界放入的异物或尿道内结石等存在时间较长，也会导致尿道感染；尿道梗阻如包皮口狭窄、尿道外口狭窄、尿道狭窄、尿道肿瘤等会引起排尿不畅，使尿液积存于尿道内而继发尿道感染；邻近器官存在炎症，如前列腺炎、精囊炎、阴道炎、子宫颈炎等蔓延到尿道，会造成慢性后尿道炎；此外，不洁性生活也会引起尿道感染。

🙂 临床症状

急性尿道炎的主要表现是尿道分泌物较多，初期为黏液，后期则逐渐变成脓性，同时伴有尿频、尿急、尿痛等症状；慢性尿道炎的症状较轻，分泌物少，部分患者甚至没有症状。女性尿道炎的症状主要表现为尿道外口红肿、表面有浆液或脓性分泌物，几分钟就排尿1次，排尿时有尿道烧灼感和疼痛感，尿液浑浊，甚至出现血尿；男性尿道炎的症状主要是尿道口红肿、尿痛、尿道痒等，并且易疲劳、抵抗力下降。

推荐食物

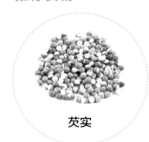

芡实

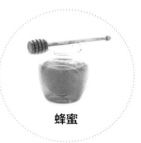

蜂蜜

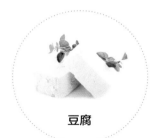

豆腐

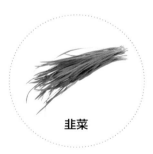

韭菜

尿道炎患者的日常护理

出现尿道炎症状时，要及时到正规医院就诊，以免延误病情，错失治疗时机。应选用敏感药物治疗，还要避免过度治疗，当药物剂量不足、滥用药物或选用的药物不敏感，会促进病原体产生耐药性。在尿道炎未治愈前要避免性行为，治愈后要注意性生活卫生，正确使用避孕套。饮食上，忌食蘑菇、海鲜、桃子等"发物"；少吃辛辣刺激性、易胀气、酸性的食物；戒烟、戒酒；多饮水以增加尿量，以利于排尿时冲洗尿道分泌物。

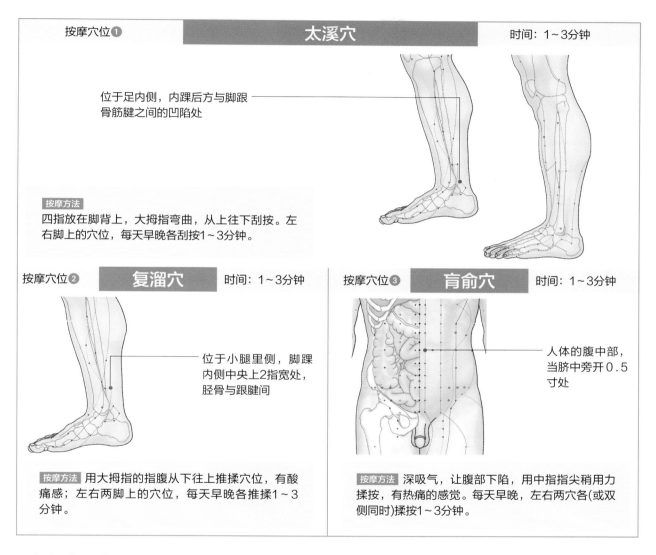

按摩穴位❶ | **太溪穴** | 时间：1~3分钟

位于足内侧，内踝后方与脚跟
骨筋腱之间的凹陷处

按摩方法
四指放在脚背上，大拇指弯曲，从上往下刮按。左
右脚上的穴位，每天早晚各刮按1~3分钟。

按摩穴位❷ | **复溜穴** | 时间：1~3分钟

位于小腿里侧，脚踝
内侧中央上2指宽处，
胫骨与跟腱间

按摩方法 用大拇指的指腹从下往上推揉穴位，有酸
痛感；左右两脚上的穴位，每天早晚各推揉1~3
分钟。

按摩穴位❸ | **肓俞穴** | 时间：1~3分钟

人体的腹中部，
当脐中旁开0.5
寸处

按摩方法 深吸气，让腹部下陷，用中指指尖稍用力
揉按，有热痛的感觉。每天早晚，左右两穴各(或双
侧同时)揉按1~3分钟。

解析太溪穴

太溪穴归属于足少阴肾经，具有补肾、清热、健腰膝、调节内脏的功效。太，大的意思；溪，溪流的意思。"太
溪"的意思是指肾经水液在此处形成较大的溪水，故名。《针灸大成》中将之称为吕细，认为其具有"决生死，处百
病"的作用，非常重要。现代临床证明，长期按摩这个穴位，对肾炎、尿道炎、月经不调、遗尿、遗精、神经衰弱、腰
痛、足底疼痛等病症，具有一定的调节和缓解作用。

肾结石 ·中极穴 ·关元穴 ·大横穴

肾结石是指发生在肾盏、肾盂及肾盂与输尿管连接部的结石，是泌尿系统的常见病、多发病，左右侧的发病率没有明显差异。大部分是由于饮食中过多摄入可形成结石的有关成分而引起。一般男性发病率高于女性，青壮年为高发期。

发病机制

肾结石形成的主要原因是饮食不当，其病因与原发性、其他疾病及饮食习惯关系密切。体内草酸的大量积存，是导致肾结石的因素之一；动物内脏、海产品、花生、豆角、菠菜等含有较多的嘌呤，嘌呤在体内进行新陈代谢的最终产物是尿酸，而尿酸可促使尿中草酸盐沉淀进而成为结石；过多食用高脂肪食物，会减少肠道中可结合的钙，引起肠道对草酸盐的吸收增多，当出现排泄功能障碍时，就会形成肾结石；此外，过多摄入糖和蛋白质，也会促使结石的生成。

临床症状

40%～75%的肾结石患者有不同程度的腰痛，其他常见的症状主要有盗汗、痛到目眩、恶心、呕吐、烦躁不安、腹部闷痛、血尿等。如果与尿路感染合并发作，会有畏寒、发热等症状。较大的结石移动度很小，主要表现为腰部酸胀不适，身体活动剧烈时有隐痛或钝痛；较小的结石易引发阵发性的绞痛，骤然发生时腰腹部有刀割样剧痛。有的患者则完全没有疼痛感，只出现血尿。

推荐食物

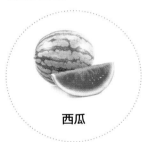

西瓜

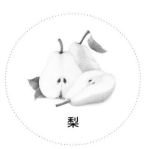

梨

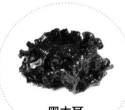

黑木耳

胡萝卜

肾结石患者的日常护理

肾结石日常保健很重要，在生活习惯上，要适当增加运动量，加强锻炼，提高身体的机能，每天喝水10～12杯，天气炎热时加倍。养成合理的饮食习惯和膳食结构，控制体重，含钙结石患者应少食用牛奶等含钙高的食物；草酸盐结石患者应少吃菠菜、马铃薯、豆类和浓茶等；磷酸盐结石患者饮食要低磷、低钙；尿酸盐结石患者应少吃动物内脏等高嘌呤食物。

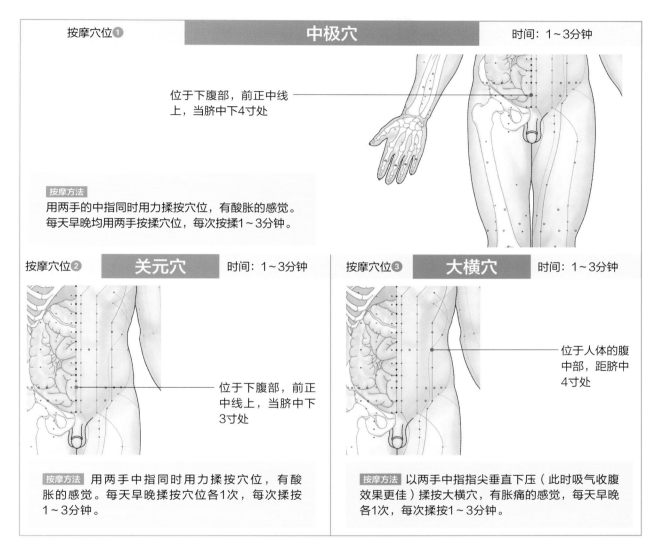

按摩穴位❶ 中极穴 时间：1~3分钟

位于下腹部，前正中线
上，当脐中下4寸处

按摩方法 用两手的中指同时用力揉按穴位，有酸胀的感觉。
每天早晚均用两手按揉穴位，每次按揉1~3分钟。

按摩穴位❷ 关元穴 时间：1~3分钟

位于下腹部，前正
中线上，当脐中下
3寸处

按摩方法 用两手中指同时用力揉按穴位，有酸
胀的感觉。每天早晚揉按穴位各1次，每次揉按
1~3分钟。

按摩穴位❸ 大横穴 时间：1~3分钟

位于人体的腹
中部，距脐中
4寸处

按摩方法 以两手中指指尖垂直下压（此时吸气收腹
效果更佳）揉按大横穴，有胀痛的感觉，每天早晚
各1次，每次揉按1~3分钟。

解析关元穴

关元穴又称丹田，为任脉穴位，《针灸甲乙经》载其为"足三阴、任脉之会"，具有培肾固本、调气回阳的作用，
十分重要。关，关卡的意思；元，元首的意思。"关元"指的是任脉气血中滞重水湿在此处不得上行。长期按摩这个穴
位，对身体衰弱、尿路感染、肾结石、肾炎、疝气、脱肛、中风、尿道炎、盆腔炎、肠炎、肠粘连、神经衰弱、小儿消
化不良等病症，均有有效的调理、改善功能。

慢性肾炎 ·章门穴 ·三阴交穴 ·解溪穴

慢性肾炎是慢性肾小球肾炎的简称，是呈慢性经过的肾炎的统称；指以蛋白尿、血尿、高血压、水肿为基本临床表现，起病方式不同，病情迁延，病变进展缓慢，会出现不同程度肾功能减退，最终会发展为慢性肾衰竭的一组肾小球疾病。慢性肾炎可发生于任何年龄，以青中年为主，男性多于女性。

发病机制

慢性肾炎患者多数病因不明确，有一部分是由急性肾炎迁延不愈导致的，据统计，有15%～20%的患者是从急性肾炎转变而成的，大部分慢性肾炎患者则没有急性肾炎病史；目前较多学者认为，慢性肾炎可能是由于各种细菌、病毒或原虫等感染，通过入侵人体免疫机制、炎症介质因子及非免疫机制等引起。

临床症状

慢性肾炎的病程为慢性，通常不易发现。乏力是慢性肾病的最早表现，但往往被忽略；慢性肾炎患者的肾小球的通透性变大，尿液中平常不能被滤出的蛋白质可以由肾小球滤出，由于体内蛋白质随尿液流失，慢性肾炎患者会出现浮肿，浮肿位置一般出现在眼皮、小腿、脚踝，严重可见腹水；泡沫尿也是慢性肾炎的表现，由于尿中的蛋白质能增大液体表面张力，因此慢性肾炎患者的泡沫尿会长时间不消；慢性肾炎患者的高血压，一般会持续发展。

推荐食物

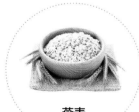

燕麦

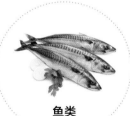

鱼类

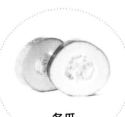

冬瓜

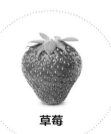

草莓

慢性肾炎患者的日常护理

慢性肾炎患者要注意劳逸结合，无论是体力还是脑力劳动都不要过度疲劳，应加强休息，减轻肾脏的负担，维持机体代谢正常。慢性肾炎的病情缓慢延绵，因此要注意调节情绪，要树立与疾病做斗争的信心，保持治疗的决心与恒心，保持情绪稳定平和。养成规律的生活习惯，节制性生活；养成良好而健康的饮食习惯，限制蛋白质摄入，少吃含植物蛋白的食物，多吃富含维生素的食物。

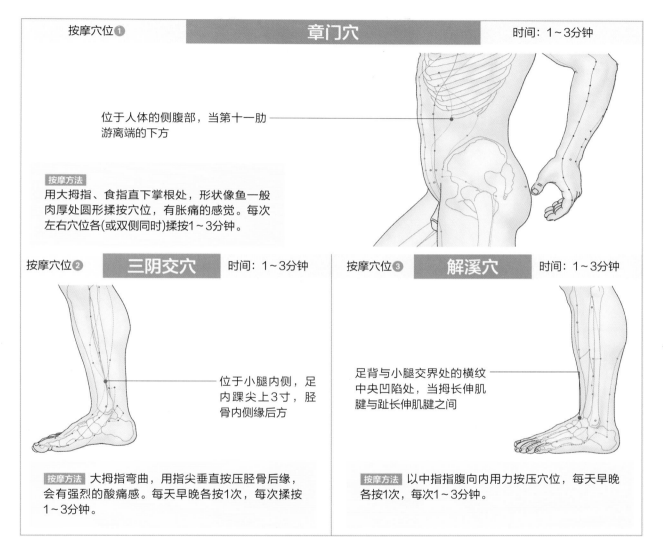

按摩穴位❶ | 章门穴 | 时间：1~3分钟

位于人体的侧腹部，当第十一肋
游离端的下方

按摩方法
用大拇指、食指直下掌根处，形状像鱼一般
肉厚处圆形揉按穴位，有胀痛的感觉。每次
左右穴位各(或双侧同时)揉按1~3分钟。

按摩穴位❷ | 三阴交穴 | 时间：1~3分钟

位于小腿内侧，足
内踝尖上3寸，胫
骨内侧缘后方

按摩方法 大拇指弯曲，用指尖垂直按压胫骨后缘，
会有强烈的酸痛感。每天早晚各按1次，每次揉按
1~3分钟。

按摩穴位❸ | 解溪穴 | 时间：1~3分钟

足背与小腿交界处的横纹
中央凹陷处，当拇长伸肌
腱与趾长伸肌腱之间

按摩方法 以中指指腹向内用力按压穴位，每天早晚
各按1次，每次1~3分钟。

解析解溪穴

　　解溪穴归属于足阳明胃经。解，散的意思；溪，地面流行的经水。"解溪"的意思就是指胃经的地部经水由本穴解散而流溢四方。因为解溪穴位于足背踝关节纹的中点处，故也被称为鞋带穴。长期按摩解溪穴，对头痛、眩晕、腹胀、便秘、脚腕痛、下肢痿痹、肾炎、肠炎、口痛及眼疾等病症，均有很好的调理保健功效。此穴如与昆仑穴、太溪穴配伍使用，治疗脚踝疼痛的效果更佳；与颊车穴、地仓穴配伍使用，治疗牙痛的效果更佳。

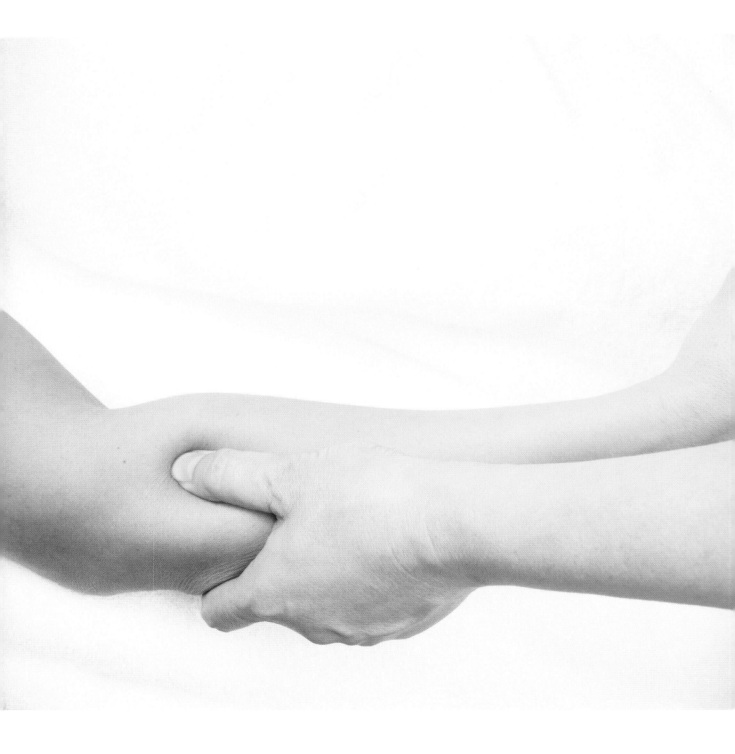

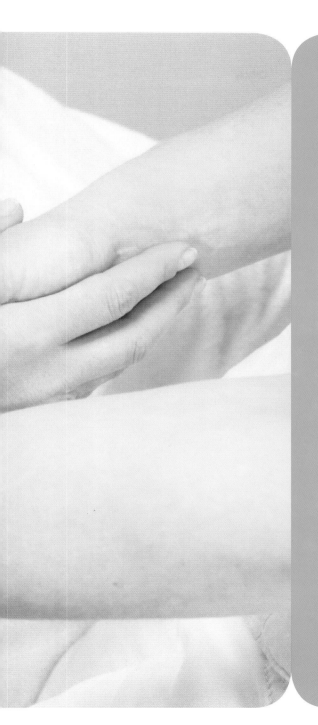

CHAPTER 04

心脑血管病症的
穴位按摩

　　心脑血管疾病是一种严重威胁人类健康的常见病，多发于50岁以上的中老年人，每年全世界死于心脑血管疾病的人数高达1 500万人，居各种死因首位。即使应用目前最先进、完善的治疗手段，仍有50%以上的心脑血管疾病幸存者生活不能完全自理。若能在日常生活中多注意对相关穴位的按摩保健，就能够防患于未然，将疾病控制在一定的范围内，甚至收到显著的效果。

高血压 ·百会穴 ·阴陵泉穴 ·太冲穴

高血压是一种以动脉血压升高为主要表现的疾病，是最常见的慢性病，也是心脑血管病最主要的危险因素，可引起心肌梗死、心力衰竭及慢性肾脏病等并发症。高血压的严重与否和患者的血压水平相关，并且取决于同时存在的其他心脑血管病危险因素及合并的其他疾病的情况。

发病机制

中医认为，罹患高血压是由于人体肝肾阴阳失调引起的；而现代医学则认为，高血压是中枢神经血压调节功能紊乱所引起的。大多数高血压患者具有家族遗传病史，糖尿病患者因血糖增高、血黏稠度增加、血管壁受损、血管阻力增加，常常引起高血压。此外，体重超标、高盐膳食、过度饮酒和吸烟、社会心理因素等也都与高血压的发生密切相关。高血压的发病率随着年龄增长而增高，40岁以上者为高血压的高发人群。

临床症状

高血压在早期可能没有明显症状，只是在劳累、精神紧张、情绪波动后才会发生。高血压的临床表现主要是血压长期高于140/90mmHg，并伴有晕眩、后脑头痛、头胀、耳鸣、心慌、肢体麻木、面赤、烦躁、失眠等症状。当血压突然升高到一定程度时，会出现剧烈头痛、呕吐、心悸、眩晕等症状，严重时甚至会神志不清、肢体抽搐。高血压患者在服用降压药物后，有的会产生不同程度的副作用，如嗜睡、多语、急躁或沉默寡言等精神状态的改变。

推荐食物

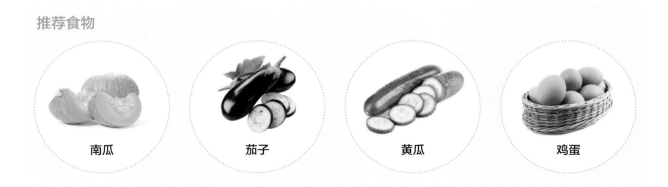

南瓜　　　　　茄子　　　　　黄瓜　　　　　鸡蛋

高血压患者的日常护理

高血压患者平时要注意饮食调节，以低盐、低脂肪饮食为宜，避免富含胆固醇的食物。生活要有规律，合理安排作息时间，避免过度劳累和精神刺激；早睡早起，不宜在临睡前活动过多或收看紧张刺激的影视节目；注意保暖，避免受寒。此外，要定期测量血压，提高治疗依从性，坚持长期平稳有效地控制血压。

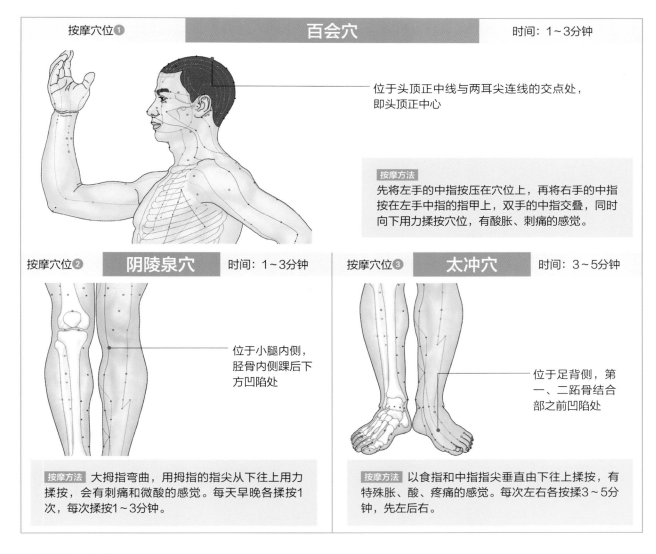

按摩穴位❶ | 百会穴 | 时间：1~3分钟

位于头顶正中线与两耳尖连线的交点处，即头顶正中心

按摩方法
先将左手的中指按压在穴位上，再将右手的中指按在左手中指的指甲上，双手的中指交叠，同时向下用力揉按穴位，有酸胀、刺痛的感觉。

按摩穴位❷ | 阴陵泉穴 | 时间：1~3分钟

位于小腿内侧，胫骨内侧踝后下方凹陷处

按摩方法 大拇指弯曲，用拇指的指尖从下往上用力揉按，会有刺痛和微酸的感觉。每天早晚各揉按1次，每次揉按1~3分钟。

按摩穴位❸ | 太冲穴 | 时间：3~5分钟

位于足背侧，第一、二跖骨结合部之前凹陷处

按摩方法 以食指和中指指尖垂直由下往上揉按，有特殊胀、酸、疼痛的感觉。每次左右各按揉3~5分钟，先左后右。

解析百会穴

百会穴归属于督脉，位于人的头顶，在人的最高处，因此人体各经上传阳气都会交会于此，故名"百会"。正因是百脉交会的地方，自然也是百病所主的地方，所以这个穴位可以治疗很多病症，是现代临床中最常用的穴位之一。长期按摩这个穴位，对失眠、神经衰弱、头痛、眩晕、休克、高血压、中风失语、脑贫血、脱肛、子宫脱垂等病症，都有良好的疗效。

冠心病 ·心俞穴 ·内关穴 ·极泉穴

心脏是人体的重要器官，它就像一个永不停止的泵，不断将携有氧气和营养物质的血液通过主动脉输送到全身。在主动脉的根部，有两条分出的动脉，负责心脏本身的血液循环，称为冠状动脉。冠心病就是冠状动脉发生病变而引起的心脏病，分为隐匿型、心绞痛型、心肌梗死型、心力衰竭型（缺血性心肌病）、猝死型5个类型。冠心病多发于中老年人。

发病机制

除了家族遗传导致的冠心病外，高血压、高脂血症、糖尿病、肥胖、内分泌功能低下及衰老等因素均可造成冠心病；有关研究认为，巨细胞病毒、肺炎衣原体、幽门螺杆菌等病毒、细菌感染也会导致冠心病；不健康的生活方式，如过量饮酒吸烟，长期食用高脂肪、高胆固醇、高热量的食品，缺少体育锻炼等也可诱发冠心病；季节变化、情绪波动、骤然暴饮暴食、体力活动剧增等也是冠心病的诱发因素。

临床症状

5种类型的冠心病症状各不相同。常见的心绞痛型冠心病主要表现为胸部有压迫窒息感、闷胀、剧烈的烧灼样疼痛，疼痛常放射到左肩、左臂前内侧，甚至小指与无名指，一般持续1～5分钟，大多能自行缓解。心肌梗死型则较为严重，突发时胸骨后或心前区剧痛，向左肩、左臂处放射，疼痛持续半小时以上，呼吸短促、头晕恶心、脸色苍白，一般需经药物或手术治疗；另外还可能伴随发热、出汗、惊恐、恶心、呕吐等症状。

推荐食物

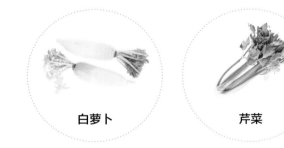

白萝卜　　　芹菜

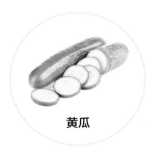

黄瓜

苦瓜

冠心病患者的日常护理

冠心病严重的患者，需要进行药物治疗、手术治疗、介入治疗等。症状较轻者，可采取运动疗法来改善症状，如步行、慢跑、骑自行车、游泳等，因为适宜的运动锻炼有助于侧支循环的发展，提高体力活动的耐受性。日常应注意合理饮食，不要偏食，不宜过量；保持足够的睡眠，培养多种兴趣；多喝茶，不吸烟，不酗酒。

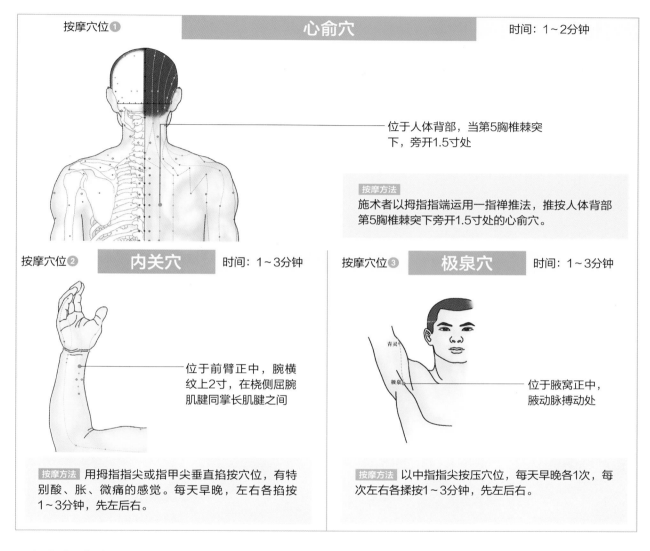

按摩穴位❶ | 心俞穴 | 时间：1~2分钟

位于人体背部，当第5胸椎棘突
下，旁开1.5寸处

按摩方法
施术者以拇指指端运用一指禅推法，推按人体背部
第5胸椎棘突下旁开1.5寸处的心俞穴。

按摩穴位❷ | 内关穴 | 时间：1~3分钟

位于前臂正中，腕横
纹上2寸，在桡侧屈腕
肌腱同掌长肌腱之间

按摩方法 用拇指指尖或指甲尖垂直掐按穴位，有特
别酸、胀、微痛的感觉。每天早晚，左右各掐按
1~3分钟，先左后右。

按摩穴位❸ | 极泉穴 | 时间：1~3分钟

青灵

极泉

位于腋窝正中，
腋动脉搏动处

按摩方法 以中指指尖按压穴位，每天早晚各1次，每
次左右各揉按1~3分钟，先左后右。

解析极泉穴

极泉穴归属于手少阴心经，位于人体的两腋窝正中，腋动脉搏动处。极，高、极致的意思；泉，心主血脉，如水之
流的意思。"极泉"的意思就是指最高处的水源，也就是说此穴位于心经的最高点上。长期按摩极泉穴，不仅可以治疗
心肌炎、心绞痛、冠心病、心悸、心痛等各种心脏疾病，而且对肩臂疼痛、肩关节炎、肋间神经痛、腋臭、臂肘冷寒等
病症，也有很好的调理和保健作用。

高脂血症 ·印堂穴 ·神庭穴 ·攒竹穴

高脂血症是指机体内脂肪代谢或运转出现异常，导致血浆中一种或多种脂质高于正常标准的病症，一般表现为血中胆固醇、甘油三酯过高或高密度脂蛋白胆固醇过低。高脂血症是一种全身性疾病，分为原发性和继发性两类，作为常见病，在中老年人群中发病率较高，可直接引起一些严重危害人体健康的疾病。

🔍 发病机制

原发性高脂血症与先天性和家族遗传有关，是由于先天性单基因缺陷或多基因缺陷，使体内参与脂蛋白转运和代谢的受体、酶或载脂蛋白出现异常而导致；也由环境因素（饮食、营养、药物等）和其他未知因素产生。继发性高脂血症大多是代谢性紊乱疾病的并发症，如糖尿病、高血压、黏液性水肿、甲状腺功能低下、肥胖、肝肾疾病等。此外，季节交替、饮酒、吸烟、饮食不规律、高强度体力活动、精神紧张、情绪抑郁等因素都可能诱发高脂血症。

☺ 临床症状

高脂血症患者常伴有超重和肥胖，其他的症状则表现为头晕乏力、失眠健忘、肢体麻木、胸闷心悸等。长期血脂高会使脂质在血管内皮沉积，进而引起动脉粥样硬化、冠心病和周围动脉疾病等；病情较重时会出现头晕目眩、胸闷气短、口角歪斜、不能说话等症状，甚至导致脑卒中等严重疾病。少数高脂血症患者可能出现角膜弓和高脂血症眼底改变。轻度高脂血症患者无明显症状和异常体征，只有在进行血液生化检验时才能发现。

推荐食物

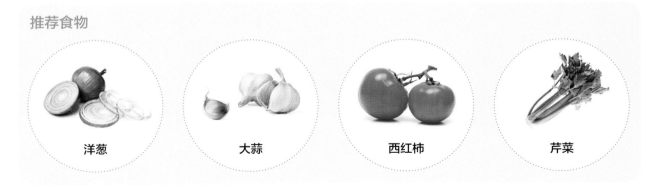

| 洋葱 | 大蒜 | 西红柿 | 芹菜 |

高脂血症患者的日常护理

高脂血症患者应该严格控制饮食，选择胆固醇含量低的食物，如蔬菜、豆制品、瘦肉、海蜇等，多吃富含膳食纤维的食物；体重超标者，应在医生指导下逐步减轻体重，以低脂肪、低糖、足够蛋白质为饮食原则。应加强体育锻炼，增强机体代谢能力，提高体内脂蛋白酯酶的活性，有利于甘油三酯的运输和分解，从而降低血液中的脂质。

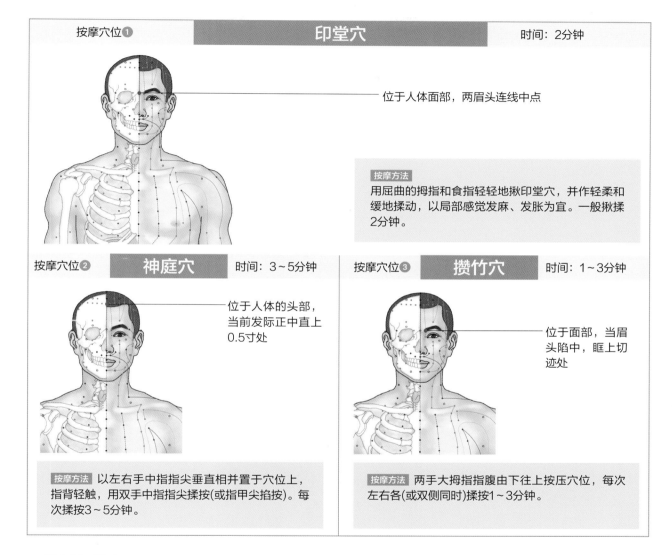

按摩穴位❶　　　　　　印堂穴　　　　　　时间：2分钟

位于人体面部，两眉头连线中点

按摩方法
用屈曲的拇指和食指轻轻地揪印堂穴，并作轻柔和
缓地揉动，以局部感觉发麻、发胀为宜。一般揪揉
2分钟。

按摩穴位❷　　神庭穴　　时间：3~5分钟

位于人体的头部，
当前发际正中直上
0.5寸处

按摩方法 以左右手中指指尖垂直相并置于穴位上，
指背轻触，用双手中指指尖揉按(或指甲尖掐按)。每
次揉按3~5分钟。

按摩穴位❸　　攒竹穴　　时间：1~3分钟

位于面部，当眉
头陷中，眶上切
迹处

按摩方法 两手大拇指指腹由下往上按压穴位，每次
左右各(或双侧同时)揉按1~3分钟。

解析印堂穴

　　印堂为督脉穴，位于人体额部，两眉头中间，具有明目通鼻、疏风清热、宁心安神的功效。印，泛指图章；堂，庭堂的意思。古代指额部两眉头之间为"阙"，而星相家则称之为印堂，因穴位于此处，故名。现代临床中一般将印堂穴用于治疗鼻窦炎、鼻出血、头痛、三叉神经痛、眼部疾病、梅尼埃病、高血压、低血压、腰扭伤、膈肌痉挛、神经衰弱等病症。

脑血栓 ·少冲穴 ·风池穴 ·风府穴

脑血栓是由于脑动脉主干或皮质支动脉粥样硬化及斑块引起血管管壁增厚、管腔狭窄闭塞而形成血栓，导致脑局部血流减少或供血中断，使得脑组织因缺血、缺氧而引起软化坏死等一系列的局灶性神经系统症状。作为常见的脑部血管疾病，脑血栓与脑出血相比，死亡率低而致残率高，易复发，多见于50岁以上的中老年人，其中男性多于女性，高血压、高脂血症、肥胖等患者为易发人群。

🔍 发病机制

导致脑血栓的原因有很多，动脉粥样硬化、高血压病伴发的脑小动脉硬化、血管发育异常、动脉内膜炎等血管类疾病是引起脑血栓的主要因素；血管的病变处内膜粗糙，血液的有形成分容易附着在动脉的内膜形成血栓，使血液黏度增加、流度减慢，引起局部脑组织供血障碍；高血压患者降压过度也常常诱发脑血栓；此外，过度劳累、生活不规律、嗜烟、酗酒、情绪过于激动等，均可引起血管神经调节失常而导致脑血栓。

☺ 临床症状

作为一种常见的脑部急症，脑血栓起病急、病情凶险，大多数患者在起病前没有征兆，1～3天内症状逐渐达到高峰，发病时间多在安静或睡眠中，少数患者的病情呈阶梯型恶化。脑血栓发病时，大部分患者会出现一时性黑蒙，伴有短暂的意识障碍和肢体瘫痪，感觉头晕、头痛；部分患者会出现口吃、频繁打哈欠、忽然失语、视物模糊、短暂的一过性偏瘫等先兆症状。

推荐食物

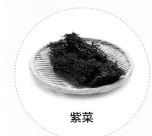

紫菜

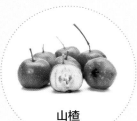

山楂

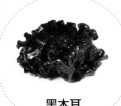

黑木耳

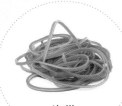

海带

脑血栓患者的日常护理

脑血栓患者首先要将血压控制在正常范围内；其次要养成良好的生活习惯，加强锻炼，戒烟限酒。饮食以清淡为主，少吃动物脂肪和内脏，适当摄入牛奶、鱼类等优质蛋白，多吃富含维生素的食物，避免过量摄入盐分。长期卧床的脑血栓患者易发生褥疮，应定时翻身，保持皮肤的清洁干燥。此外，要定期检查，配合适当的按摩保健措施。

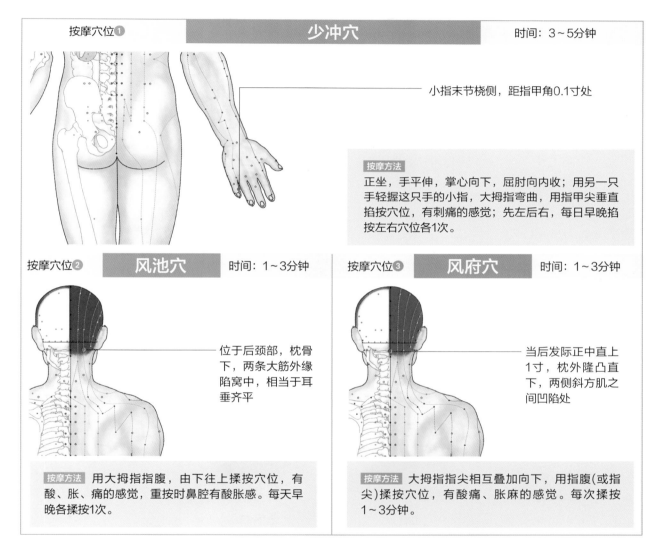

按摩穴位❶

少冲穴

时间：3~5分钟

小指末节桡侧，距指甲角0.1寸处

按摩方法

正坐，手平伸，掌心向下，屈肘向内收；用另一只手轻握这只手的小指，大拇指弯曲，用指甲尖垂直掐按穴位，有刺痛的感觉；先左后右，每日早晚掐按左右穴位各1次。

按摩穴位❷
风池穴
时间：1~3分钟

位于后颈部，枕骨下，两条大筋外缘陷窝中，相当于耳垂齐平

按摩方法 用大拇指指腹，由下往上揉按穴位，有酸、胀、痛的感觉，重按时鼻腔有酸胀感。每天早晚各揉按1次。

按摩穴位❸
风府穴
时间：1~3分钟

当后发际正中直上1寸，枕外隆凸直下，两侧斜方肌之间凹陷处

按摩方法 大拇指指尖相互叠加向下，用指腹(或指尖)揉按穴位，有酸痛、胀麻的感觉。每次揉按1~3分钟。

解析少冲穴

少冲穴归属于手少阴心经。少，阴也；冲，突也。"少冲"的意思是指此穴中的气血物质从体内冲出。少冲穴又名"经始"，意即此穴是手少阴心经的起始之处。手上布满了与人体器官紧密相连的经络穴位，其中小指上的少冲穴就与心脏有着密切关系。当心脏病发作的时候，只要用力按压该穴位就可以使病情得到缓解。长期按压此穴，对心悸、心痛等症有很好的缓解作用。而且掐按此穴位，还可以紧急救治中风猝倒的患者。

动脉硬化 ·听宫穴 ·太阳穴 ·合谷穴

动脉硬化是一种出现于动脉，能够使动脉管壁增厚、变硬、失去弹性、管腔狭窄的非炎症性病变。动脉硬化随着年龄的增长而出现，到中老年时期加重或发病，男性发病率高于女性。动脉硬化近年来在我国发病率逐渐升高，成为老年人主要的致死原因之一。

🔍 发病机制

引起动脉硬化的最主要病因是高血压、高脂血症。大量摄入富含油脂、胆固醇的食物，同时不注意矿物质的摄取，致使血液中胆固醇含量过多、过量油脂沉积在血管壁上，就会诱发动脉硬化。肥胖会引起血液中甘油三酯及胆固醇水平的增高；糖尿病患者多伴有高甘油三酯血症或高胆固醇血症，易导致动脉硬化。长期过量吸烟，使得血液中碳氧血红蛋白浓度、血清胆固醇含量增高而引起动脉硬化。此外，运动不足、脾气暴躁、家族遗传病史等也都是动脉硬化的诱因。

⊕ 临床症状

动脉硬化的主要症状与血管病变及受累器官的缺血程度有很大关系，一般表现为脑力与体力衰退，触诊时颞动脉、桡动脉、肱动脉等变宽、变长、迂曲和变硬。大多数动脉硬化患者在早期几乎没有任何临床症状，一般是在隐匿状态下潜伏发展；中期患者会出现胸痛胸闷、头痛头晕、心悸、四肢酸懒、跛行、视物模糊、记忆力下降、失眠多梦等症状。

推荐食物

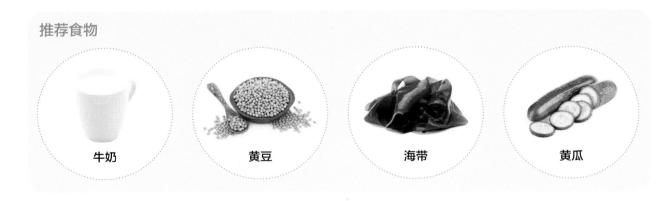

牛奶　　　　　黄豆　　　　　海带　　　　　黄瓜

动脉硬化患者的日常护理

动脉硬化患者首先要控制血压，以免引起脑动脉破裂。饮食以清淡为主，摄入与消耗的热量应保持平衡；控制脂肪和胆固醇的摄入，不吃油腻、含糖量高的食物，多吃些新鲜的水果蔬菜；烹饪以蒸或煮的方式为主；吃饭定时。保持精神愉悦，心态平和；戒烟限酒；注意劳逸结合，参加一些力所能及的活动以增强体质；冬季注意保暖；在医生指导下合理用药。

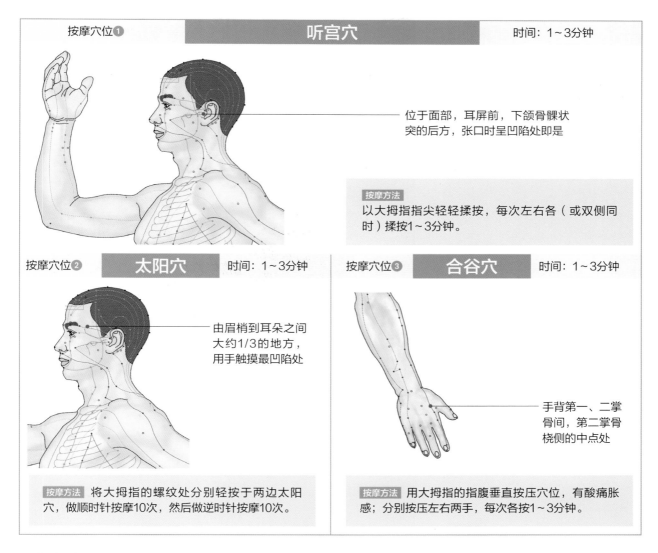

按摩穴位❶ | 听宫穴 | 时间：1~3分钟

位于面部，耳屏前，下颌骨髁状突的后方，张口时呈凹陷处即是

按摩方法
以大拇指指尖轻轻揉按，每次左右各（或双侧同时）揉按1~3分钟。

按摩穴位❷ | 太阳穴 | 时间：1~3分钟

由眉梢到耳朵之间大约1/3的地方，用手触摸最凹陷处

按摩方法 将大拇指的螺纹处分别轻按于两边太阳穴，做顺时针按摩10次，然后做逆时针按摩10次。

按摩穴位❸ | 合谷穴 | 时间：1~3分钟

手背第一、二掌骨间，第二掌骨桡侧的中点处

按摩方法 用大拇指的指腹垂直按压穴位，有酸痛胀感；分别按压左右两手，每次各按1~3分钟。

解析太阳穴

太阳穴属于经外奇穴，具有清热通络、止痛的功效。太，形容高、极；阳，指高处。"太阳"的意思就是指此穴位位于颞部凹陷处。《太平圣惠方》认为太阳穴可用于治疗"赤眼、头痛、目眩、目涩"等症；《玉龙赋》则记载"左右太阳，除血翳两目不明"。现代临床中，主要将太阳穴用于治疗偏正头痛、目赤肿痛、口眼歪斜、三叉神经痛等病症。

心绞痛 ·少府穴 ·青灵穴 ·神门穴

心绞痛是冠状动脉供血不足引起心肌缺血与缺氧，进而导致的以发作性胸痛或胸部不适为主要表现的临床综合征，通常是冠心病的主要特征。心绞痛常常突然发作，尤其是剧烈劳动或情绪激动时会发生，可持续数分钟。40岁以上男性为多发人群，秋冬寒冷季节发病率较高。

🔍 发病机制

心绞痛最直接的发病原因是冠心病导致的心肌供血不足，其他类型的心脏病或高血压失控也可能引起心绞痛；风湿性炎症、痉挛、栓塞、创伤、高脂血症、糖尿病等疾病也会引发心绞痛。体力活动是心绞痛最常见的诱发因素，但诱发疼痛所需的运动量因个体差异而区别很大；此外，肥胖、气候寒冷、饮酒、吸烟、突然愤怒、焦虑、饮食过饱等均是心绞痛的诱发因素。

⊕ 临床症状

心绞痛持续的时间比较固定，疼痛发作一般持续2~3分钟，少于1分钟或长于15分钟的心绞痛都很少见。心绞痛的疼痛区域以在胸骨中或上1/3处最为常见，典型症状为胸闷、胸骨体上段或中段出现压榨性、闷胀性或窒息性疼痛，波及心前区，有的可能放射至左肩、左上肢前内侧，甚至达无名指和小指，一般休息或含服硝酸甘油可缓解疼痛。有的心绞痛患者疼痛位置在胸骨下段、左心前区或上腹部，可能放射至颈、下颌、左肩胛部或右前胸，有时疼痛放射会出现"跳跃"现象。

推荐食物

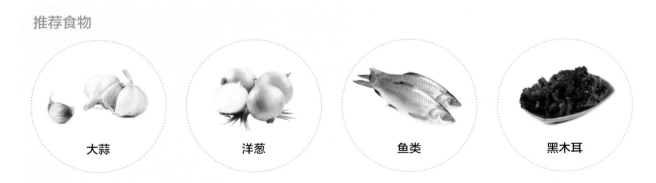

| 大蒜 | 洋葱 | 鱼类 | 黑木耳 |

心绞痛患者的日常护理

心绞痛患者首先要养成健康的饮食习惯，控制盐的摄入量（每天控制在6克以下）；控制脂肪的摄入，少吃高热量、高脂肪的食物；减少油食用量，避免食用动物内脏；多吃富含维生素、膳食纤维的新鲜蔬菜和水果，多吃有利于改善血管弹性的食物；忌食刺激性、胀气的食物；少食多餐，忌暴饮暴食；戒烟戒酒，进行适当的体育锻炼。

| 按摩穴位❶ | 少府穴 | 时间：3～5分钟 |

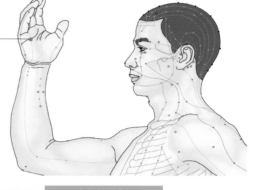

人体的手掌面，第四、五掌骨之间

按摩方法
用一只手的四指轻握另一只手的手背，大拇指弯曲，用指尖按压穴位，有酸胀的感觉。每日早晚左右穴位各揉按1次，每次揉按3～5分钟。

| 按摩穴位❷ | 青灵穴 | 时间：1～3分钟 |

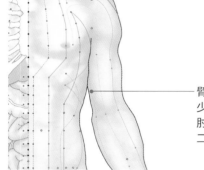

臂内侧，极泉穴与少海穴的连线上，肘横纹上3寸，肱二头肌的内侧沟中

按摩方法 拇指以外的四指放于臂下，轻托手臂，以拇指指腹揉按穴位，每天早晚各1次，每次左右穴位各揉按1～3分钟。

| 按摩穴位❸ | 神门穴 | 时间：3～5分钟 |

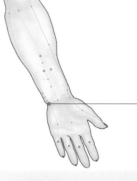

腕横纹尺侧端，尺侧腕屈肌腱的桡侧凹陷处

按摩方法 弯曲大拇指，以指甲尖垂直掐按穴位，每天早晚各1次，每次左右穴位各掐按3～5分钟，先左后右。

解析少府穴

少府穴归属于手少阴心经，具有宁神志、调心气的功能。少，阴的意思；府，府宅的意思。"少府"的意思是指本穴为心经气血的聚集之处。现代临床中，本穴主要用于治疗心绞痛、心律不齐、心悸等心脏疾患。在现代都市中，每个人的生活节奏都很快，再加上很多人喜欢吃大鱼大肉，而又缺乏足够的运动，就容易患上心绞痛等疾病。在疾病初期，如果坚持按摩少府穴，可以使病情得到有效的控制。

心悸 ·膻中穴 ·少冲穴 ·大陵穴

心悸也就是通常说的心慌，指人们主观上对心脏跳动感到不适或心慌，自觉心中悸动，甚至不能自主的一类症状；在中医范畴中，属于"惊悸"和"怔忡"。心悸多见于其他病症的过程中，常为并发症的形式，并多伴有失眠、健忘、眩晕、耳鸣等症状，发病时心率可快可慢。体质不强、心气怯弱、心血不足者为易发人群。

⊙ 发病机制

心悸大多因为心脏活动的频率、节律或收缩强度的改变而导致。心悸产生的原因有生理性和病理性两种。生理性原因主要包括剧烈体力活动、精神过度紧张、大量吸烟饮酒、喝浓茶或咖啡，以及服用含麻黄素、咖啡因等药物。病理性原因主要包括各种类型的心脏病，如心肌炎、心肌病、心包炎、心律失常等；贫血、低血糖、高热、甲状腺功能亢进症等病症以及胸腔积液、气胸、肺部炎症、肺不张、腹水、肠梗阻、肠胀气等也可诱发心悸。神经衰弱、更年期综合征等导致的自主神经紊乱也是导致心悸的诱因。

⊙ 临床症状

心悸的典型症状是自觉心中悸动不安、心博异常（或快速，或缓慢，或跳动过重，或忽跳忽止）；呈阵发性或持续性；神情紧张、心慌不安、不能自主。

正常健康者只有在剧烈运动、神经极度紧张或高度兴奋时才会出现心悸的感觉，并且能清楚描述心悸的发作时间、诱发方式、频率以及规则性。病理性心悸发生时会出现心脏期前收缩，室上性或室性期前收缩均会出现"停顿感"等不适；心室率过快时常伴有头晕、胸闷、乏力甚至晕厥等症状；心动过缓的患者则会出现"停搏"感。

推荐食物

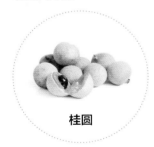

桂圆

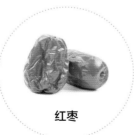

红枣

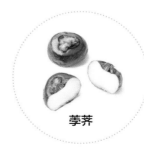

荸荠

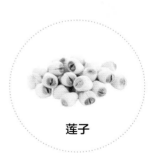

莲子

心悸患者的日常护理

心悸患者最重要的是要保持精神乐观、情绪稳定，避免惊恐刺激。生活作息要有规律，适当锻炼，注意休息，节制房事，注意预防感冒。在饮食上，应以营养丰富而易被消化吸收的食物为主，低脂低盐，戒烟戒酒，忌食辛辣食物。症状较轻者可以进行适当的体力活动，但以不加重症状为度；心悸症状较重者则应卧床休息。

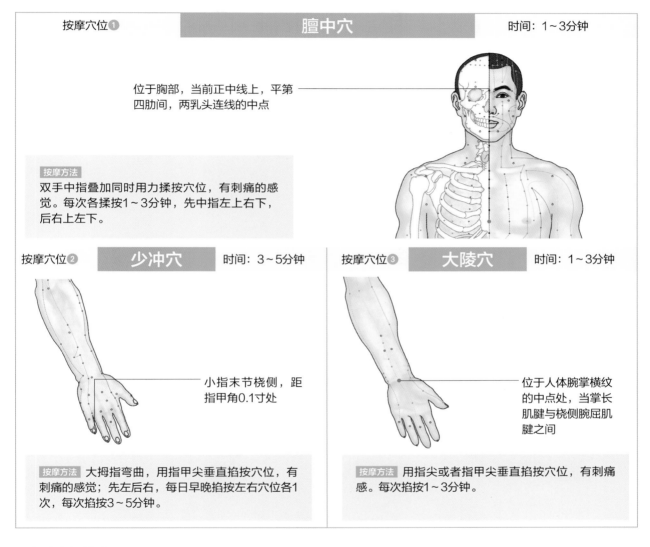

按摩穴位❶ 　　　　　膻中穴　　　　　时间：1~3分钟

位于胸部，当前正中线上，平第
四肋间，两乳头连线的中点

按摩方法
双手中指叠加同时用力揉按穴位，有刺痛的感
觉。每次各揉按1~3分钟，先中指左上右下，
后右上左下。

按摩穴位❷ 　**少冲穴**　 时间：3~5分钟

小指末节桡侧，距
指甲角0.1寸处

按摩方法 大拇指弯曲，用指甲尖垂直掐按穴位，有
刺痛的感觉；先左后右，每日早晚掐按左右穴位各1
次，每次掐按3~5分钟。

按摩穴位❸ 　**大陵穴**　 时间：1~3分钟

位于人体腕掌横纹
的中点处，当掌长
肌腱与桡侧腕屈肌
腱之间

按摩方法 用指尖或者指甲尖垂直掐按穴位，有刺痛
感。每次掐按1~3分钟。

解析大陵穴

　　大陵穴归属于手厥阴心包经，具有清心降火的功效。大，与小相对；陵，土堆的意思。"大陵"的意思是指随心包
经经水冲刷下行的脾土物质在这里堆积，如同丘陵一样。经常按摩此穴，能治疗失眠、心悸、心胸痛等病症。《针灸甲
乙经》中记载："热病烦心而汗不止、肘挛腋肿、嬉笑不止、心中满、目赤黄、小便如血、欲呕、胸中热、苦不乐、太
息、喉痹嗌干、喘逆、身热如火、头痛欲破、短气胸痛，大陵主之。"

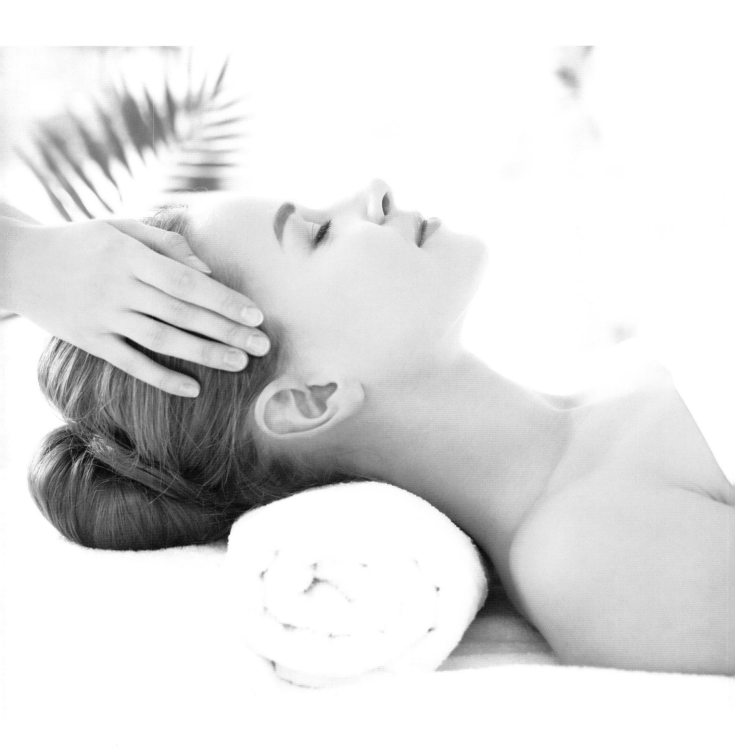

CHAPTER 05

神经系统病症的
穴位按摩

神经系统病症是指发生于中枢神经系统、周围神经系统的以感觉、运动、意识障碍为主要表现的病症。神经系统疾病多为慢性病，致残率很高，往往迁延不愈，给患者的工作、生活带来很大影响。神经系统疾病可由多种确定或不明的病因引起，由于神经细胞被损伤后不易再生，因此这类疾病的治疗效果不明显。目前，按摩疗法是公认的缓解神经系统疾病后遗症的有效方法之一。

头痛 ·神庭穴 ·太阳穴 ·丝竹空穴

头面部布满了皮肤、皮下组织、黏膜、血管、神经、脑膜、静脉窦等，这些都是头部痛敏结构，在受到机械牵拉，化学、生物刺激或体内内环境发生改变时，就会发生疼痛，也就是头痛。头痛的区域主要集中在头颅上半部，包括眉弓、耳轮上缘和枕外隆突连线以上部位，各种年龄均可发生。

发病机制

引起头痛的病因众多，大致可分为原发性和继发性两类。前者不能归因于某一确切病因，如偏头痛等；后者病因可涉及各种颅内病变和全身性疾病。头部局部外伤、脑震荡、脑挫伤、颅内血肿可引发外伤性头痛；感冒、上呼吸道感染、肺炎等会导致发热性头痛；酒精中毒，一氧化碳中毒，铅、苯等中毒会引起中毒性或药物性头痛。颅脑感染，颅脑肿瘤等占位性病变，头面部支配神经痛如三叉神经痛，以及颈椎病、高血压、中暑、癫痫等均可导致头痛的发生。

临床症状

头痛的程度有轻有重，疼痛时间也有长有短，形式多种多样，常见的症状有胀痛、闷痛、撕裂样痛、电击样痛、针刺样痛等。有的患者几乎每天都会出现双枕部非搏动性的持续性钝痛。偏头痛发作时眼眶后部疼痛明显，常伴随恶心、呕吐、易疲劳等。此外，部分头痛常伴随其他系统疾病的症状，如感染性头痛常伴有发热，血管病变患者可能出现偏瘫，病情严重者甚至可能丧失生活和工作能力。

推荐食物

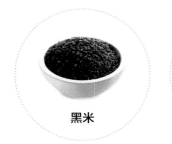

黑米

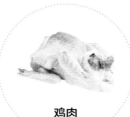

鸡肉

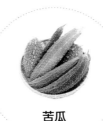

苦瓜

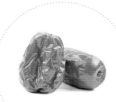

红枣

头痛患者的日常护理

头痛的防治首先应减少可能引发头痛的病因。饮食上应避免接触和摄入刺激性食物，不过量食用咖啡、冰淇淋，限制饮酒，多吃富含镁元素的蔬菜水果，忌辛辣、生冷的食物。应加强精神护理，保持心情愉悦、情绪稳定，避免出现易怒、紧张等不良情绪，以避免诱发其他疾病。注意劳逸结合，适当锻炼，不宜过度劳累。

按摩穴位❶ | 神庭穴 | 时间：1分钟

位于人体的头部，当前发际正
中直上0.5寸处

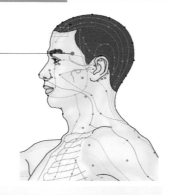

按摩方法
双手上举过头，手掌心朝下，左右手的中指指
尖垂直，相并放在神庭穴上，以中指指尖揉按
或指甲掐按该穴。

按摩穴位❷ | 太阳穴 | 时间：1~2分钟

由眉梢到耳朵之
间大约1/3的地
方，用手触摸最
凹陷处

按摩方法 将大拇指的螺纹处分别轻按于两边太阳
穴，做顺时针按摩10次，再做逆时针按摩10次。

按摩穴位❸ | 丝竹空穴 | 时间：1~3分钟

位于面部，当眉
梢凹陷中，眶上
切迹处

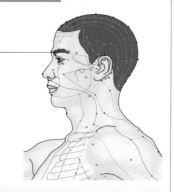

按摩方法 以大拇指指腹向内揉按两边眉毛外端凹陷
处的穴位，有酸、胀、痛的感觉。每天早晚各1次，
每次左右各揉按1~3分钟。

解析神庭穴

神庭穴归属于督脉，别名发标，有宁神醒脑、降逆平喘的功效，对神经系统有治疗作用，尤其对消除头痛、头昏效果更佳。神，天部之气的意思；庭，庭院的意思。"神庭"的意思就是指督脉的上行之气在此处聚集。长期按摩这个穴位，不但可以治疗鼻流清涕、急性鼻炎、泪腺炎、惊悸不得安寐等疾病，而且对前额的神经痛、失眠、癫痫等病症也有很好的调节改善作用。

眩晕 ·眉冲穴 ·通天穴 ·风府穴

眩晕是人体因为对空间关系的定向或平衡感定位出现障碍而产生的一种位置性错觉，常感觉为自身或外部环境出现运动。绝大多数人都会经历眩晕。根据发病原因的不同，眩晕可分为旋转性眩晕和一般性眩晕。

发病机制

旋转性眩晕大多因为前庭神经系统及小脑的功能出现障碍而导致，内耳迷路或前庭神经的病变会引起周围性眩晕；脑干、小脑、大脑及脊髓病变会引起中枢性眩晕。导致一般性眩晕的原因更是多种多样，心律失常、心功能不全会引起心源性眩晕；各种肺功能不全会引起肺源性眩晕；屈光不正、眼底动脉硬化会引起眼源性眩晕；高血压、低血压均会导致血压性眩晕；此外，贫血、颈椎病、胃肠炎、尿毒症、药物中毒、内分泌紊乱及神经官能症等也是眩晕的诱发因素。

临床症状

大多数患者在眩晕发作时会感到周围物品在旋转，少数患者会出现视物摆动或摇晃，有的则感觉是自身在一定平面上转动、倾倒、沉浮或摇晃。眩晕的首要症状是头晕，严重者会感到天旋地转，根本站不起来；其次会出现视物模糊、视力减退、眼花眼黑等目眩症状，还会出现头痛、意识不清等语言中枢神经系统症状。部分患者会伴随胸闷、心慌、气喘、无力、面色苍白、恶心、呕吐、腹泻、血压变化等全身症状；有的患者甚至会出现听力下降、耳鸣、耳聋等症状。

推荐食物

冬瓜	玉米	茄子	柚子

眩晕患者的日常护理

眩晕患者应保持心情愉快、情绪稳定，保证充足的睡眠和休息，避免用脑过度、精神紧张等。不同原因引起的眩晕要对症护理，颈椎病引起者应避免长期低头工作，睡眠时选用合适的枕头；高血压、动脉硬化引起眩晕者应保持血压稳定，饮食宜清淡，控制血脂；贫血引起眩晕者可适当增加营养。此外，眩晕患者应适当参加体育锻炼。

| 按摩穴位❶ | 眉冲穴 | 时间：1~3分钟 |

位于头部，攒竹穴直上入发际0.5寸
处，神庭穴与曲差穴连线之间

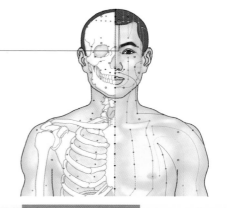

按摩方法
以中指指腹揉按穴位，每次左右穴位各揉按
1~3分钟。

| 按摩穴位❷ | 通天穴 | 时间：1~3分钟 |

位于头部，当前发
际正中直上4寸，
旁开1.5寸处

按摩方法 以食指指腹按压穴位，每次左右穴位各按
压1~3分钟。

| 按摩穴位❸ | 风府穴 | 时间：1~3分钟 |

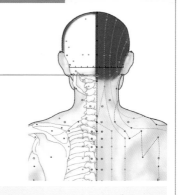

当后发际正中直上
1寸，枕外隆凸直
下，两侧斜方肌之
间凹陷处

按摩方法 大拇指指尖相互叠加向下，用指腹(或指
尖)揉按穴位，有酸痛、胀麻的感觉。每次揉按
1~3分钟。

解析眉冲穴

　　眉冲穴别名小竹，属于足太阳膀胱经，有宁神通窍、止痛通络的功效。如果你在日常生活中，感到头痛、鼻塞，或者感到眩晕的时候，可以轻轻按揉一下眉冲穴，就能使病情得到缓解。眉，是眉毛的意思；冲，是冲射的意思。"眉冲"的意思就是指来自膀胱经的气血在此处吸热向上逆行。除上述功效外，经常按摩眉冲穴，对癫痫也有很好的调理和改善作用。

神经衰弱 ·百会穴 ·风府穴 ·神门穴

神经衰弱又被称为自主神经失调，是指大脑由于长期的情绪紧张和精神压力，从而产生精神活动能力减弱的症状，属于神经官能症，是一种常见的慢性疾病，病程多迁延。神经衰弱是一个比较宽泛的称谓，包括抑郁、焦虑障碍、紧张性头痛、失眠、消化不良等病症，发病群体多为16～40岁的脑力劳动者。

🔍 发病机制

精神因素是造成神经衰弱的主因，凡是能够引起持续紧张和长期内心矛盾的一些因素，都会使神经活动强烈而持久地处于紧张状态，当超过神经系统的耐受限度时，就会引发神经衰弱。神经系统功能过度紧张、长期心理冲突和精神创伤、生活缺乏规律、过分疲劳、长时间得不到充分休息等都可能诱发神经衰弱。此外，内分泌失调以及一些全身性疾病也是神经衰弱的诱因。

☺ 临床症状

神经衰弱常见的症状有失眠、多梦、头痛、头晕、记忆力减退、注意力不集中、自我控制能力减弱、容易激动等，同时还伴有心慌气短、出汗较多、食欲不振、便秘等。与正常人相比，神经衰弱患者更容易感到疲劳；长时间在声音嘈杂、光线较强的环境中可能出现焦虑、眩晕等症；工作和学习方面的兴趣与动力也会骤减；严重者甚至会引起睡眠障碍，导致自主神经功能紊乱，引发各种不适症状。

推荐食物

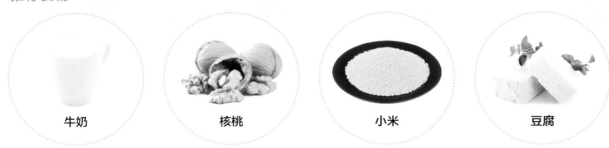

| 牛奶 | 核桃 | 小米 | 豆腐 |

神经衰弱患者的日常护理

治疗神经衰弱，首先要以心理疗法为主，树立正确的认知观，保持良好的情绪，避免过度激动，适当缓解心理和精神压力；其次要辅以药物治疗或物理疗法，镇静安神，有助于调整机体的生理功能紊乱。在饮食方面，神经衰弱患者忌饮咖啡、浓茶、酒等刺激性饮料。要合理安排作息时间，适当参加体育活动，增强体质。

| 按摩穴位❶ | 百会穴 | 时间：1~3分钟 |

头顶正中线与两耳尖端连线的交点处

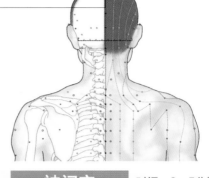

按摩方法
先把左手中指按压在穴位上，右手中指按在左手中指指甲上，双手中指交叠，同时向下用力揉按穴位，有酸胀、刺痛的感觉。

| 按摩穴位❷ | 风府穴 | 时间：1~3分钟 |

当后发际正中直上1寸，枕外隆凸直下，两侧斜方肌之间凹陷处

按摩方法 大拇指指尖相互叠加向下，用指腹(或指尖)揉按穴位，有酸痛、胀麻的感觉。每次揉按1~3分钟。

| 按摩穴位❸ | 神门穴 | 时间：3~5分钟 |

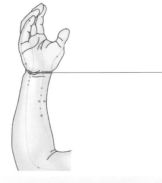

腕横纹尺侧端，尺侧腕屈肌腱的桡侧凹陷处

按摩方法 弯曲大拇指，以指甲尖垂直掐按穴位，每天早晚各1次，左右穴位各掐按3~5分钟，先左后右。

解析风府穴

　　风府穴归属于督脉，具有散风熄风、通关开窍的功效。风，指穴位气血为风气；府，府宅的意思。"风府"是指督脉之气在此处吸湿化风，为天部风气的重要生发之源。长期按摩这个穴位，对癫痫、神经衰弱、癔症、中风不语、半身不遂、眩晕、颈项强痛、目痛等病症，都有很好的疗效。风府穴若与风市穴配伍使用，还可以治疗伤风感冒；若与天突穴、廉泉穴、合谷穴配伍使用，还可以治疗咽喉肿痛。

失眠 ·内关穴 ·三阴交穴 ·神庭穴

失眠，又被称为睡眠障碍，也就是"睡不着"，是指人体难以入睡、浅睡易醒、睡眠短暂等无法正常睡眠的一种病症，按程度可分为轻度、中度、重度三种。虽然失眠不是危重病症，但会给患者带来极大的身体痛苦和心理负担，部分患者常因为滥用药物而造成其他病症，严重影响正常生活。

发病机制

现代医学认为，导致失眠的具体因素主要包括以下几方面：环境因素，如睡眠环境突然改变；个体因素，如睡前饮浓茶、咖啡，吸烟等不良生活习惯；精神因素，如遇到特别事件而引起兴奋或忧虑；情绪因素，如特别的喜事或特别的悲伤、生气等。此外，有神经系统或脑部疾病的患者常会出现失眠，正常人在过度疲劳、身体不适时也会出现机会性失眠。中医则认为，失眠主要是由5种原因引起，分别是肝郁化火、痰热内扰、阴虚火旺、心脾两虚、心胆气虚，并因此而将失眠分为5种类型。

临床症状

失眠的典型症状主要表现为：睡眠时间短暂、深度不足，睡醒之后感觉精力没有恢复，无法消除疲劳感。轻度失眠患者一般入睡困难，入睡时间超过30分钟，睡眠时间少于6小时，夜间觉醒次数超过2次，凌晨早醒，多出现噩梦，对声音和灯光敏感，容易被惊醒；重度失眠患者常常依靠药物才能入睡，并出现神经衰弱、抑郁等并发症。失眠常伴有次日精神状况不佳、头昏脑涨、心悸健忘、反应迟钝、疲倦乏力、嗜睡等症状，日常生活和工作学习都会受到影响。

推荐食物

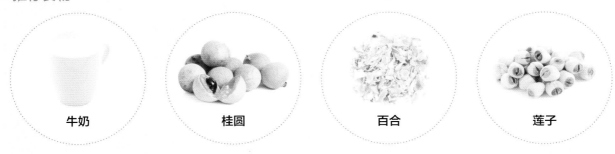

| 牛奶 | 桂圆 | 百合 | 莲子 |

失眠患者的日常护理

失眠患者要创造良好的睡眠环境，保持卧室通风，床的硬度和枕头的高度应适中。养成规律的作息时间，按时上床，睡前避免观看刺激性较强的电视节目。饮食以清淡而富含蛋白质、维生素的食物为宜，晚餐不宜过饱，睡前不宜饮茶和咖啡等刺激性饮料。保持心情愉悦，正确认识失眠，排除焦虑、恐惧的心理，多参加体育锻炼。

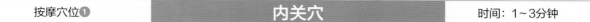

按摩穴位❶ **内关穴** 时间：1~3分钟

位于前臂正中，腕横纹
上2寸，在桡侧腕屈肌腱
与掌长肌腱之间

按摩方法
用拇指指尖或指甲尖垂直掐按穴位，有特别
酸、胀、微痛的感觉。每天早晚各1次，左右穴
位各掐按1~3分钟。

按摩穴位❷ **三阴交穴** 时间：1~3分钟

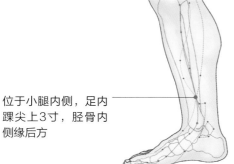

位于小腿内侧，足内
踝尖上3寸，胫骨内
侧缘后方

按摩方法 大拇指弯曲，用指尖垂直按压胫骨后缘，
会有强烈的酸痛感。每天早晚各按1次，每次揉按
1~3分钟。

按摩穴位❸ **神庭穴** 时间：3~5分钟

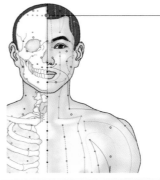

位于人体的头部，
当前发际正中直上
0.5寸处

按摩方法 以左右手中指指尖垂直，相并置于穴位
上，指背轻触，用双手中指指尖揉按或指甲尖掐按
穴位。

治疗失眠的小偏方

1. 红枣15个，葱白8根，白糖5克。用两碗水熬煮成一碗，临睡前顿服。此方具有补气安神的功效，可用于治疗
神经衰弱导致的失眠。

2. 酸枣仁5克，大米100克。将酸枣仁炒黄研末，备用；将大米洗净，加适量水煮成粥；待粥将熟时，下酸枣仁
末煮熟即可，空腹服用。此方具有宁心安神的功效，可以治疗心悸、失眠、多梦。

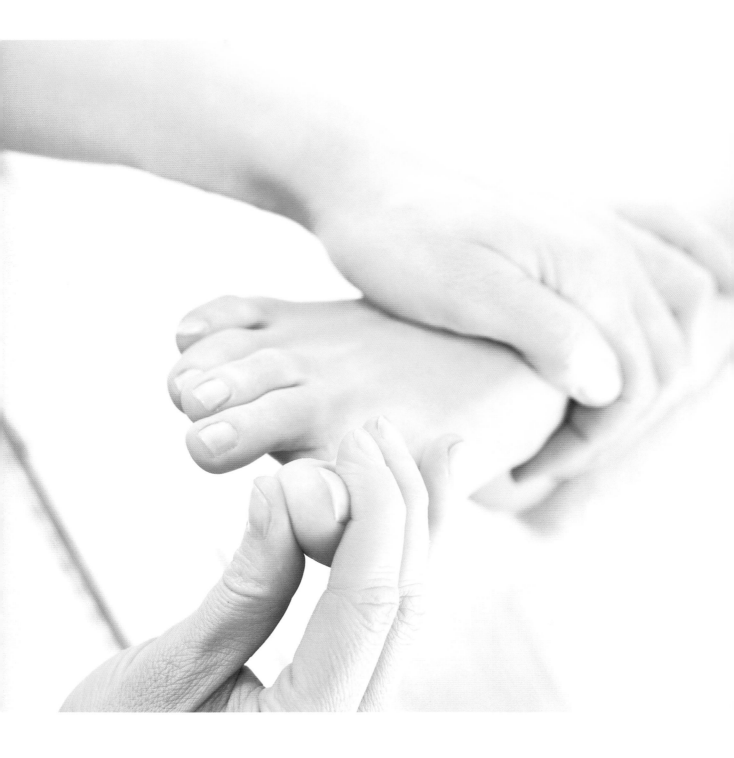

CHAPTER 06

内分泌系统病症的
穴位按摩

　　内分泌系统的主要功能是：在神经系统支配下和物质代谢的基础上释放激素，调节人体的生长、发育、生殖、运动、衰老等生命现象，维持人体内环境的相对稳定。内分泌系统疾病主要因为内分泌腺功能或组织发生病理改变所致，其他疾病导致的代谢紊乱也会对内分泌系统的结构和功能造成影响。糖尿病、肥胖、甲亢等内分泌系统疾病发病率逐年增高，影响人们的日常生活，对症保健按摩也就迫在眉睫。

肥胖 ·公孙穴 ·阴陵泉穴 ·天枢穴

肥胖是体内脂肪，主要是甘油三酯积聚过多而导致的一种状态。人体由于食物摄入过多，或机体代谢的改变而导致体内脂肪积聚过多，会造成体重过度增长，进而引起人体的病理或生理性改变。肥胖是当前社会较为普遍的一种慢性疾病，其通用的评定标准为体重指数BMI，计算方法是体重（千克）除以身高（米）的平方。对中国成年人而言，当BMI值超过24时为超重，超过28时为肥胖。

发病机制

造成人体肥胖的因素很多：单纯性肥胖是指非疾病引起的肥胖；过食性肥胖是由于过度饮食，使摄入的热量大大超过身体生长和活动所需而造成的肥胖；继发性肥胖是由于内分泌失调或代谢障碍而引起的疾病类肥胖；遗传因素如肥胖家族史也是造成肥胖的常见原因；此外，心理因素如以吃东西来发泄情绪、药物副作用、缺少运动锻炼等均是造成肥胖的因素。

临床症状

肥胖的早期表现仅仅是体重增加、外形改变，不同类型的肥胖，脂肪在全身的分布也有所不同。随着肥胖严重程度的增加，肥胖者会产生焦虑、抑郁、负疚感等不良心态，躯体则出现活动不便、气喘吁吁、肌肉疲乏、关节疼痛以及水肿等症状，严重者甚至出现高血压、冠心病、睡眠呼吸暂停低通气综合征等并发症。

推荐食物

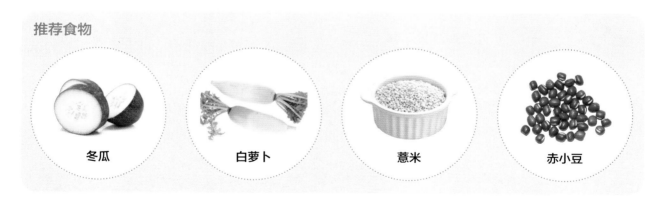

冬瓜　　　　　白萝卜　　　　　薏米　　　　　赤小豆

肥胖患者的日常护理

肥胖者应养成良好的饮食习惯，做到每日三餐定时定量，控制每日总热量；食物多样，平衡摄入各种营养；多吃水果、蔬菜和薯类，常吃豆类及豆制品；用低热食品代替高热食品，少吃油炸食物和甜品，主食应控制在每日150克左右。单纯性肥胖者应减少热量的摄入，养成健康的进食方式，细嚼慢咽，避免暴饮暴食；进行体力劳动和体育运动。

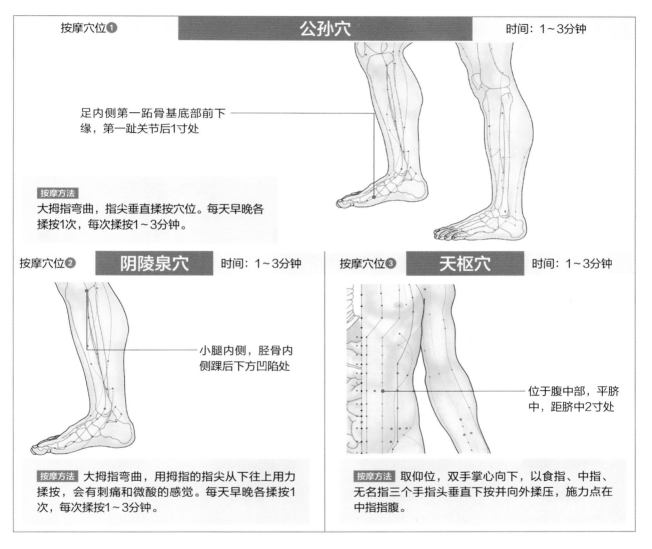

按摩穴位❶　　　　　　　公孙穴　　　　　　时间：1～3分钟

足内侧第一跖骨基底部前下
缘，第一趾关节后1寸处

按摩方法
大拇指弯曲，指尖垂直揉按穴位。每天早晚各
揉按1次，每次揉按1～3分钟。

按摩穴位❷　阴陵泉穴　时间：1～3分钟

小腿内侧，胫骨内
侧踝后下方凹陷处

按摩方法 大拇指弯曲，用拇指的指尖从下往上用力
揉按，会有刺痛和微酸的感觉。每天早晚各揉按1
次，每次揉按1～3分钟。

按摩穴位❸　天枢穴　时间：1～3分钟

位于腹中部，平脐
中，距脐中2寸处

按摩方法 取仰位，双手掌心向下，以食指、中指、
无名指三个手指头垂直下按并向外揉压，施力点在
中指指腹。

解析公孙穴

　　公孙穴归属于足太阴脾经的络脉，具有健脾益胃、通调冲脉、消除痞疾的功效。公孙穴总督脾经和督脉，统领全
身，它最直接、最明显的效果体现在人体的胸腹部。出现在人体胸腹部的很多问题，都可以通过按压公孙穴得到缓解。
现代临床中，按摩此穴可以治疗胃痛、腹痛、呕吐、腹泻、痢疾等疾病，对月经不调、足踝痛、颜面浮肿、食欲不振等
症也很有效。除此之外，长期按摩这个穴位，对减肥也有不错的效果。

糖尿病 ·涌泉穴 ·血海穴 ·承山穴

糖尿病是一组以高血糖为特征的代谢性疾病，是因人体胰腺功能减退而引发的糖、蛋白质、脂肪、水和电解质等一系列物质的代谢紊乱综合征。糖尿病是现代社会中的常见疾病，发病率逐年增高，患者有年轻化趋势，会对身体带来长期的慢性损害甚至导致功能障碍，影响人们的正常生活。

🔍 发病机制

胰岛素是由胰岛B细胞分泌的一种蛋白质激素，主要作用是促进体内糖的代谢，当胰岛素分泌过少时，人体的糖代谢速度减慢，就会发生糖尿病，致使患者血糖上升，尿液中含糖。糖尿病的发病原因主要分为两种：一是遗传因素，如家族史，临床上至少有60种以上的遗传综合征可导致糖尿病；二是环境因素，如进食过多、活动过少等均可导致糖尿病。此外，人体若感染了风疹、腮腺等病毒，会导致自身免疫反应，破坏胰岛细胞而诱发糖尿病。

☺ 临床症状

糖尿病患者常见的症状是代谢紊乱，主要表现为"三多一少"，即多尿、多饮、多食、体重少。血糖越高，尿糖排泄越多，尿量就越多；多尿导致水分丢失，会刺激口渴中枢而导致多饮；由于大量葡萄糖从尿中排泄，机体因需补充能量而引起食欲亢进；虽然多饮多食，但由于代谢出现问题，导致脂肪和蛋白质分解加强，人体因消耗过多而出现形体消瘦的现象。此外，糖尿病患者还会出现乏力、视力下降等症状，甚至导致糖尿病性心脏病、高血压等并发症。

推荐食物

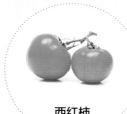

西红柿

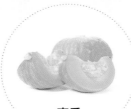

南瓜

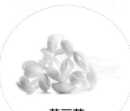

黄豆芽

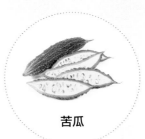

苦瓜

糖尿病患者的日常护理

糖尿病患者可通过运动治疗来改善机体对胰岛素的敏感性，减少身体脂肪，可选择运动量适当的锻炼方式，如散步、健美操、太极拳、游泳等。饮食方面，在确保必需营养的前提下，限制主食、油脂的摄入，忌食糖类，以杂粮配以蔬菜、豆类、瘦肉和鸡蛋等为主，戒除烟酒，忌浓茶和咖啡。多呼吸新鲜空气，因为空气中的负氧离子能有效促进血糖代谢，改善胰岛功能。

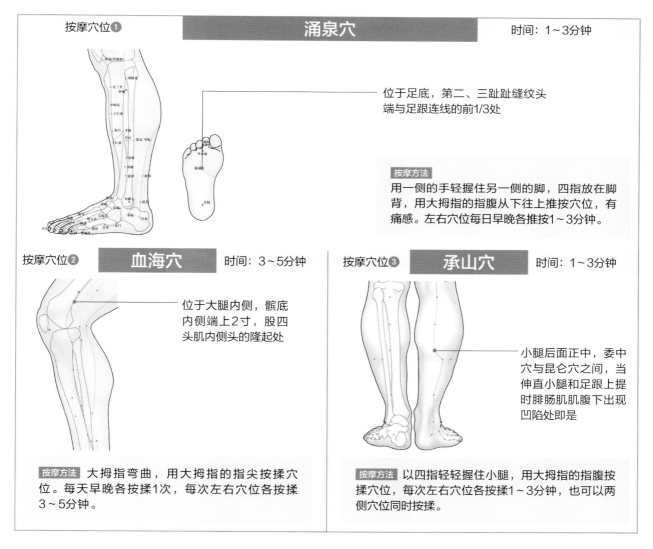

按摩穴位❶ 涌泉穴 时间：1~3分钟

位于足底，第二、三趾趾缝纹头端与足跟连线的前1/3处

按摩方法 用一侧的手轻握住另一侧的脚，四指放在脚背，用大拇指的指腹从下往上推按穴位，有痛感。左右穴位每日早晚各推按1~3分钟。

按摩穴位❷ 血海穴 时间：3~5分钟

位于大腿内侧，髌底内侧端上2寸，股四头肌内侧头的隆起处

按摩方法 大拇指弯曲，用大拇指的指尖按揉穴位。每天早晚各按揉1次，每次左右穴位各按揉3~5分钟。

按摩穴位❸ 承山穴 时间：1~3分钟

小腿后面正中，委中穴与昆仑穴之间，当伸直小腿和足跟上提时腓肠肌肌腹下出现凹陷处即是

按摩方法 以四指轻轻握住小腿，用大拇指的指腹按揉穴位，每次左右穴位各按揉1~3分钟，也可以两侧穴位同时按揉。

解析涌泉穴

涌泉穴归属于足少阴肾经，为肾经首穴，具有散热生气的功效。涌，溢出的意思，泉，泉水的意思。"涌泉"的意思就是体内肾经的经水从此穴位溢出体表。正如《黄帝内经》记载的："肾出于涌泉，涌泉者足心也。"按摩这个穴位，对咽喉肿痛、头痛、目眩、失音、失眠、小便不利、休克、中暑、中风、高血压、月经不调都会有一定疗效。长期按摩此穴，还能缓解并治疗糖尿病、神经衰弱等症。

营养不良 ·中脘穴 ·胃俞穴 ·天枢穴

营养不良是指机体因摄食不足、吸收不良、营养损耗过多或体内利用过程障碍所造成的一种营养缺乏的状况，是对健康状态的描述性用语。常见的营养不良包括蛋白质能量营养不良和微量养分营养不良。作为一种营养素缺乏的综合征，营养不良多见于各种慢性病中。从某种意义上来说，营养不良还包括由于暴饮暴食造成的营养过剩。

发病机制

导致营养不良的因素很多，营养不足大多因为能量摄入不足、消化吸收不良或机体过度损耗；营养过剩则多因为暴饮暴食，过度地摄入特定的营养素等。食物组成单调、偏食、膳食结构不平衡、吃饭不定时等均可诱发营养不良；慢性肠炎、痢疾、各种酶缺乏所致的吸收不良综合征、肠寄生虫病、结核等疾病会影响人的食欲，妨碍机体对食物的消化、吸收和利用，并且增加营养消耗，常常导致营养不良。此外，对于婴幼儿来讲，长期摄食不足，如母乳不足而又未能及早添加辅食的，是造成营养不良的主要原因。

临床症状

消瘦型营养不良多因体内热能不足，主要表现为矮小消瘦、皮下脂肪消失、皮肤缺乏弹性、头发干燥易落、体弱乏力、萎靡不振；水肿型营养不良多因为缺乏蛋白质，主要表现为眼睑和身体低垂部位水肿、皮肤干燥脱屑、皮下脂肪萎缩、指甲脆弱，常伴有贫血、腹泻、多尿等症状；微量元素缺乏的营养不良者，主要表现为认知能力降低、缺乏活力和能量、成长缓慢、皮肤出现斑点等症状。

推荐食物

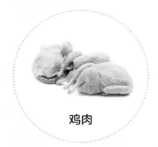

鸡肉

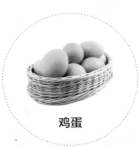

鸡蛋

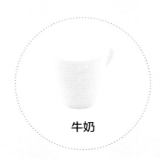

牛奶

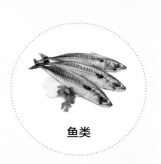

鱼类

营养不良患者的日常护理

营养不良患者应改善饮食结构，保证热能和蛋白质的足量摄入，在食物上尽量选择高热能、高蛋白的食物，如乳制品和动物蛋白质，以丰富、清淡、易消化为原则，少吃油腻厚重的食品，多吃新鲜蔬菜和水果。患者要养成细嚼慢咽、少食多餐的进食习惯。另外，要坚持适当的体育锻炼，参加健康的娱乐活动，保持乐观开朗的精神状态。

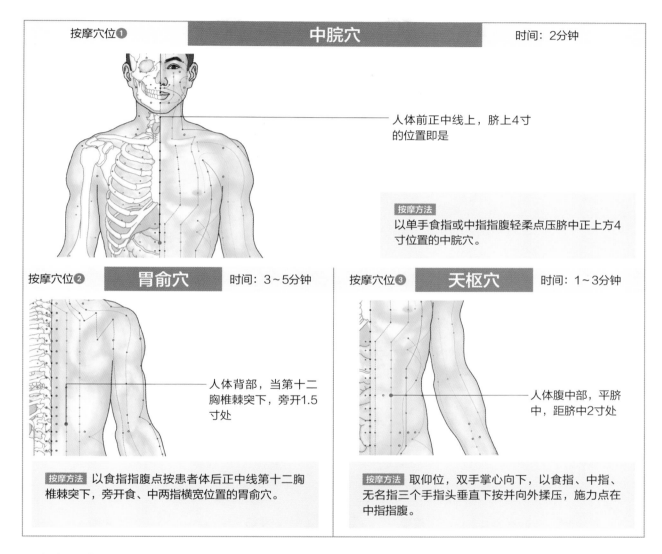

按摩穴位❶　　　　　　　**中脘穴**　　　　　时间：2分钟

人体前正中线上，脐上4寸的位置即是

按摩方法
以单手食指或中指指腹轻柔点压脐中正上方4寸位置的中脘穴。

按摩穴位❷　　**胃俞穴**　　时间：3~5分钟

人体背部，当第十二胸椎棘突下，旁开1.5寸处

按摩方法　以食指指腹点按患者体后正中线第十二胸椎棘突下，旁开食、中两指横宽位置的胃俞穴。

按摩穴位❸　　**天枢穴**　　时间：1~3分钟

人体腹中部，平脐中，距脐中2寸处

按摩方法　取仰位，双手掌心向下，以食指、中指、无名指三个手指头垂直下按并向外揉压，施力点在中指指腹。

解析天枢穴

　　天枢穴归属于足阳明胃经，是胃经经脉的脉气发出的部位，又位于胃经的枢纽位置，故名"天枢"。元气是先天之气，即肾气，它与生俱来，不可改变，并随着人的生长发育不断消耗。后天之气盛，元气消耗就慢；后天之气衰，元气消耗就快。补充后天之气就是间接补充了人体元气。而从天枢穴输出的强盛之气就具有补充强化人体后天之气的作用。所以，长期按摩此穴，对营养不良、虚损劳弱者有很大补益。

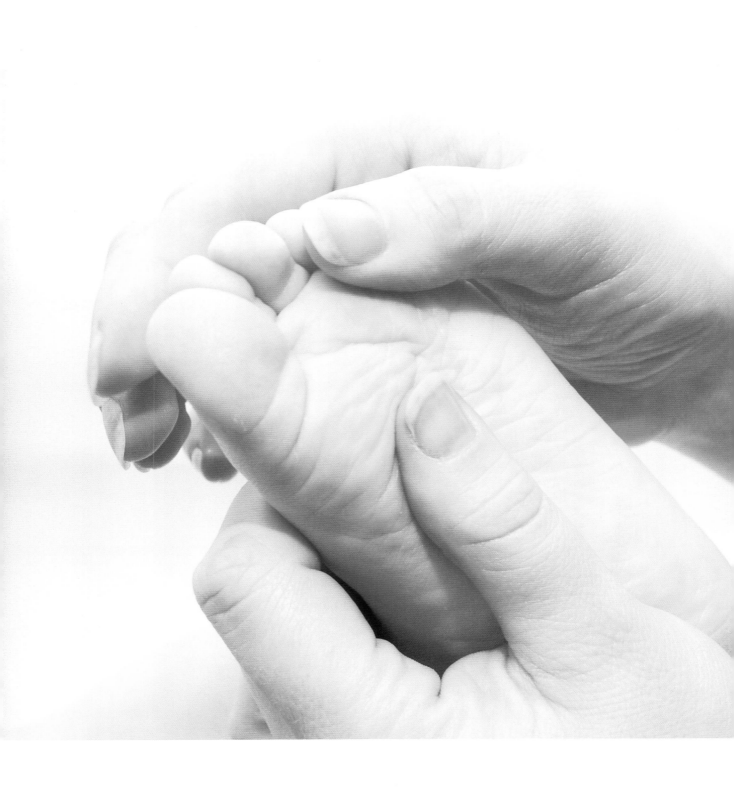

CHAPTER 07

儿科常见病症的
穴位按摩

　　儿童正处于生长发育的阶段，在治疗疾病和用药方面往往不能采用成人的方法。由于儿童的免疫力相对较弱，生病的概率较大，尤其在季节变换或流行病高发的时期，医院的儿科经常爆满。其实，当孩子的身体出现生病的征兆时，家长可以适当用按摩的手段控制病情，甚至将按摩作为一种治疗手段，既能避免用药给儿童带来的副作用，又能减少在医院里交叉感染的风险，对儿童的健康成长十分有益。不过，一旦症状明显，还是要尽早就医。

小儿流涎 ·地仓穴 ·足三里穴 ·中脘穴

小儿流涎也叫作"流口水"，是指幼儿不自觉地将唾液从口中流出的一种病症。1岁以内的婴幼儿唾液分泌量大而口腔容积小，再加上牙齿生长对牙龈的刺激，大多都会流口水。一般来说，流口水的现象会在1岁左右逐渐消失，若到了2岁以后症状还继续出现，则可能是某些病症引起的异常现象，需要就医治疗。

🔍 发病机制

婴儿的唾液腺到3～4个月以后才会逐渐发育完善，6个月左右出牙时会对口腔的局部神经产生刺激，使得唾液腺分泌逐渐增多，而这时婴儿的吞咽功能尚不成熟，加上口腔浅，导致唾液不断流出口外，这种情况一般随年龄的增长而自行消失。如果3岁以上仍流口水，则可能是智力发育和动作发育方面出现了问题；口腔咬合不正、口部闭合不良等均会造成口水外溢；此外，脑瘫、先天性痴呆等也会出现流口水的症状。

😊 临床症状

中医认为，涎为脾之液，脾胃虚弱失于调摄就会导致流涎，所以流涎常伴有消化不良的症状。多种口腔炎症如细菌感染性口炎、疱疹病毒引起的口炎等导致的流涎，涎液多为黄色或带血，气味臭秽，多出现发热、烦躁不安、拒食等症状。某些先天性疾病，如唐氏综合征、先天性甲状腺功能减低症等导致的流涎现象，常常伴有智能低下、反应迟钝、目光呆滞、哭闹无常、舌头伸出口外等症状。

推荐食物

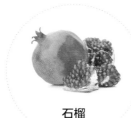

石榴

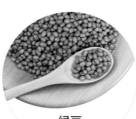

绿豆

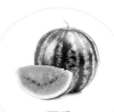

西瓜

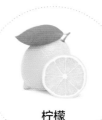

柠檬

小儿流涎患者的日常护理

家长首先要护理好婴幼儿口腔周围的皮肤，多用清水清洗，保持脸部和颈部的干爽，用柔软的棉毛巾蘸去嘴巴外的口水，保持口周干燥，避免患上湿疹。婴幼儿在长乳牙时可以啃一些磨牙饼干，以刺激乳牙生长，减少流口水。要培养幼儿良好的卫生习惯，注意清洁口腔。饮食上宜选择能够清热养胃、泻火利脾的食物，忌食刺激性、寒凉食物。注意观察婴幼儿的表现，以找出流涎的原因，尤其当婴幼儿发热、拒绝进食时，要进行口腔检查，观察有无溃疡。

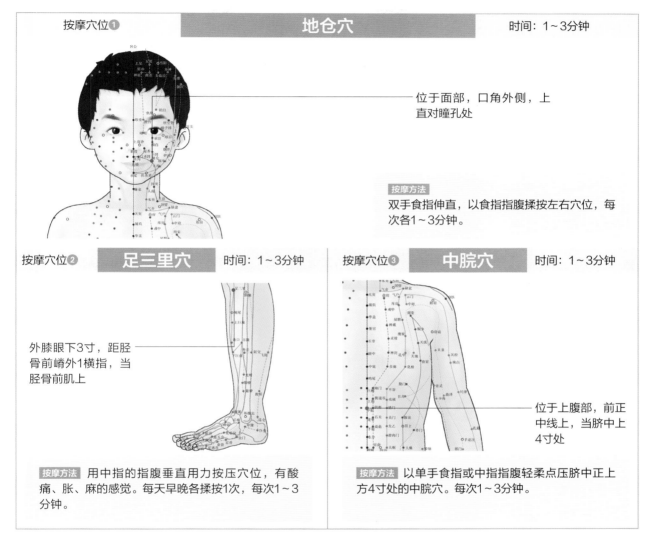

按摩穴位❶ | 地仓穴 | 时间：1~3分钟

位于面部，口角外侧，上直对瞳孔处

按摩方法
双手食指伸直，以食指指腹揉按左右穴位，每次各1~3分钟。

按摩穴位❷ | 足三里穴 | 时间：1~3分钟

外膝眼下3寸，距胫骨前嵴外1横指，当胫骨前肌上

按摩方法 用中指的指腹垂直用力按压穴位，有酸痛、胀、麻的感觉。每天早晚各揉按1次，每次1~3分钟。

按摩穴位❸ | 中脘穴 | 时间：1~3分钟

位于上腹部，前正中线上，当脐中上4寸处

按摩方法 以单手食指或中指指腹轻柔点压脐中正上方4寸处的中脘穴。每次1~3分钟。

解析地仓穴

地仓穴又名会维穴、胃维穴，归属于足阳明胃经。地，脾胃之土的意思；仓，五谷存储聚散之所。"地仓"的意思就是指胃经地部的经水在此处聚散，具有仓储的聚散作用。现代医学认为，这个穴位可以治疗颜面神经麻痹，颜面神经痉挛、疼痛等疾病；如果长期按摩这个穴位，还能缓解口歪、流涎、三叉神经痛、眼睑跳动等症。地仓穴若与颊车穴、合谷穴配伍使用，还可以治疗牙痛。

98

小儿咳嗽　·风门穴　·天突穴　·大椎穴

小儿咳嗽是机体一种保护性反射运动，能够阻止异物被吸入气管，清除分泌物，防止支气管分泌物的积聚，避免呼吸道继发感染。根据病程长短，小儿咳嗽可分为急性咳嗽、亚急性咳嗽和慢性咳嗽，急性咳嗽病程小于2周，亚急性咳嗽病程大于2周而小于4周，咳嗽症状持续4周以上，称为慢性咳嗽。

🔍 发病机制

小儿脏腑娇嫩，外感、内伤等多种原因均易伤肺而导致咳嗽。许多病原微生物如百日咳杆菌、结核杆菌、肺炎支原体、衣原体等引起的呼吸道感染是儿童慢性咳嗽的常见原因；各种鼻炎、鼻窦炎、慢性咽炎等上气道疾病也可引起慢性咳嗽；胃食管反流作为婴幼儿时期常见的生理现象，也常常会引起小儿咳嗽；此外，对烟雾、尘埃、宠物、花粉、冷空气、药物、食物等过敏的幼儿常会因为接触到过敏原而出现咳嗽。

需要特别注意的是，小儿发生慢性咳嗽的病因会因年龄的不同而不同。

☺ 临床症状

外感咳嗽表现为鼻塞、流涕、头痛等症状；内伤咳嗽的症状则多是久咳不愈、发热、干咳少痰，长期咳嗽会引起食欲不振、神疲乏力等症状，甚至导致小儿形体消瘦。慢性咳嗽在清晨或体位改变时加重，常伴有鼻塞、流涕、咽干等症状，咽部有异物感，少数幼儿会出现头痛、头晕、低热等。胃食管反流引发的咳嗽主要出现在4个月前，1岁时可自然缓解，多发生在夜间、食后，表现为阵发性剧咳，有的幼儿伴有胸痛、咽痛等。

推荐食物

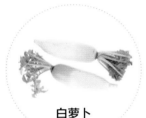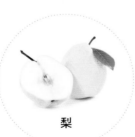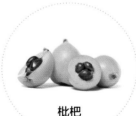

白萝卜　　　梨　　　百合　　　枇杷

小儿咳嗽患者的日常护理

对小儿咳嗽的日常护理首先要注重生活环境，要远离可能诱发、加重咳嗽的因素，避免接触过敏原、烟雾等环境。日常起居应多加注意小儿的保暖，预防风寒。让小儿适当休息，多喝热水，饮食以清淡为主，宜选多汁的蔬菜、瓜果类食物，多吃清热润肺的食物，忌食油腻荤腥。

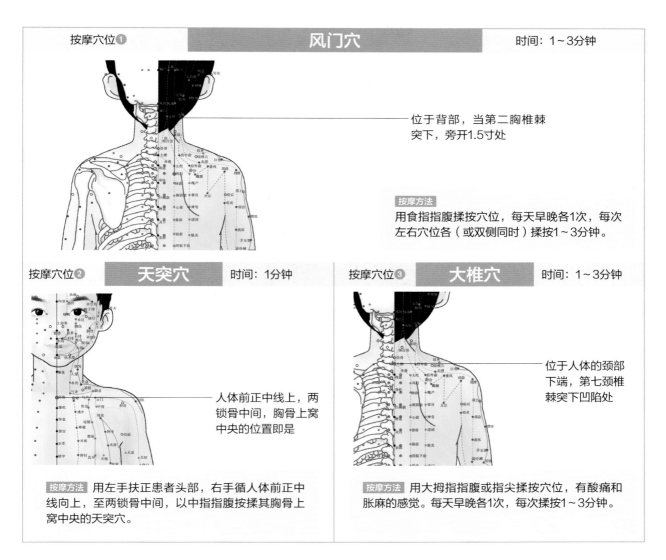

按摩穴位❶ | 风门穴 | 时间：1~3分钟

位于背部，当第二胸椎棘
突下，旁开1.5寸处

按摩方法
用食指指腹揉按穴位，每天早晚各1次，每次
左右穴位各（或双侧同时）揉按1~3分钟。

按摩穴位❷ | 天突穴 | 时间：1分钟

人体前正中线上，两
锁骨中间，胸骨上窝
中央的位置即是

按摩方法 用左手扶正患者头部，右手循人体前正中
线向上，至两锁骨中间，以中指指腹按揉其胸骨上
窝中央的天突穴。

按摩穴位❸ | 大椎穴 | 时间：1~3分钟

位于人体的颈部
下端，第七颈椎
棘突下凹陷处

按摩方法 用大拇指指腹或指尖揉按穴位，有酸痛和
胀麻的感觉。每天早晚各1次，每次揉按1~3分钟。

解析大椎穴

　　大椎穴归属于督脉，具有解表通阳、清脑宁神的作用。大，是多的意思；椎，锤击之器，这里是指穴内的气血物质实而非虚。"大椎"的意思是指手足三阳的阳热之气由此处汇入本穴，穴内的阳气充足满盛，就如椎一样坚实。按摩这个穴位，可以治疗感冒、肩背痛、头痛、咳嗽、支气管炎等疾病。如果孩子发热咳嗽，立刻轻刮他的大椎穴，可使病情得以缓解。

小儿遗尿 ·命门穴 ·膀胱俞穴 ·三阴交穴

遗尿是指人体在睡眠中排尿不受控制的现象。一般来说，幼儿在1岁或1岁半时就能在夜间控制排尿，部分幼儿到2岁半时还存在尿床现象也属于正常，但如果5～6岁之后还发生经常性的尿床，每周超过2次并持续6个月以上，就是医学上所说的"遗尿症"。男性幼儿患病率要高于女性幼儿。

🔍 发病机制

小儿遗尿的发病原因较多，最常见的是遗传因素；大多数小儿的尿床与精神因素、卫生习惯、环境因素等有关。睡眠很深不能醒来排尿、长时间使用尿布等会导致幼儿缺乏排尿训练而出现遗尿；膀胱的夜间控制能力发育迟缓、尿路感染、癫痫、膀胱容积小等疾病也是导致遗尿的因素；此外，白天身体过于疲劳、精神过度紧张、睡觉前饮水过多、睡眠环境与气温突然发生变化等，均可能导致小儿发生遗尿。

☺ 临床症状

小儿遗尿在临床上可分为原发性遗尿和继发性遗尿两种。原发性遗尿占小儿遗尿症的大多数，以夜间遗尿最为常见，夜间遗尿者尿床的夜晚会占据一半以上，严重者甚至每晚会遗尿2～3次，并且遗尿次数会因白天过度活动、精神兴奋、身体疲劳或患有疾病等因素而增多；遗尿幼儿平时易出汗、睡觉姿势多为趴或蜷卧式、睡眠昏沉、怕冷、面色淡白等，常出现夜惊、梦游、多动或其他行为障碍等症状。

推荐食物

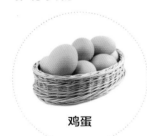 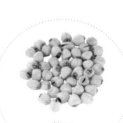 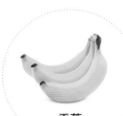 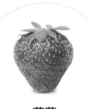

鸡蛋　　　　　　莲子　　　　　　香蕉　　　　　　草莓

小儿遗尿患者的日常护理

在排除疾病因素后，小儿遗尿可通过改变不良生活习惯来改善。家长首先要帮助孩子了解遗尿症的相关知识，消除其精神负担；白天应注意不要让孩子过度疲劳或精神过于紧张；培养孩子养成睡觉之前排空小便再上床的习惯；掌握孩子遗尿时间，及时叫醒，逐渐培养条件反射；控制饮水量，睡觉前尽量不喝水，饮食以清淡为主，少放盐。

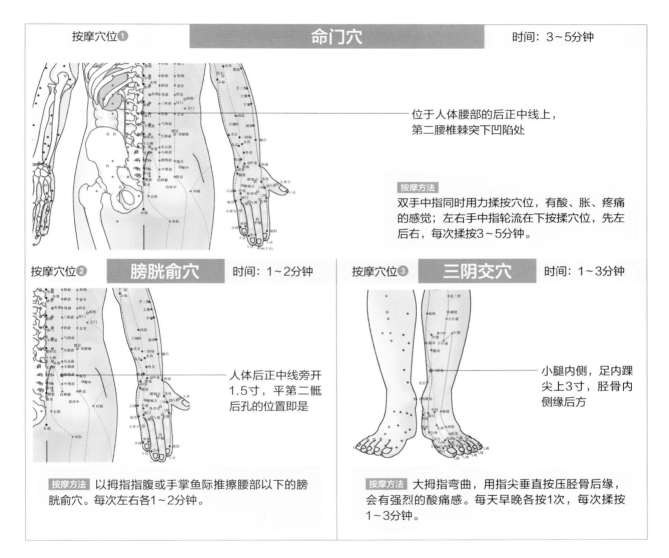

按摩穴位❶ **命门穴** 时间：3~5分钟

位于人体腰部的后正中线上，
第二腰椎棘突下凹陷处

按摩方法
双手中指同时用力揉按穴位，有酸、胀、疼痛
的感觉；左右手中指轮流在下按揉穴位，先左
后右，每次揉按3~5分钟。

按摩穴位❷ **膀胱俞穴** 时间：1~2分钟

人体后正中线旁开
1.5寸，平第二骶
后孔的位置即是

按摩方法 以拇指指腹或手掌鱼际推擦腰部以下的膀
胱俞穴。每次左右各1~2分钟。

按摩穴位❸ **三阴交穴** 时间：1~3分钟

小腿内侧，足内踝
尖上3寸，胫骨内
侧缘后方

按摩方法 大拇指弯曲，用指尖垂直按压胫骨后缘，
会有强烈的酸痛感。每天早晚各按1次，每次揉按
1~3分钟。

解析膀胱俞穴

　　膀胱俞穴归属于足太阳膀胱经。膀胱，膀胱腑也；俞，输也。"膀胱俞"的意思是指膀胱腑中的寒湿水汽由
此处外输于膀胱经。现代临床中，膀胱俞穴常用于治疗夜尿症、腹泻、便秘、肠炎、坐骨神经痛、腰脊强痛、膀
胱以及肾脏等器官的疾病。膀胱俞穴若与肾俞穴配伍按摩，还可以治疗小便不利；若与百会穴、神阙穴配伍按
摩，还可治疗脱肛。

小儿便秘 ·商曲穴 ·大横穴 ·天枢穴

小儿便秘是指婴幼儿在排便时大便秘结不通，排便时间延长，或有排便欲望但排泄困难的一种病症。小儿便秘多因饮食不当、乳食积滞、燥热伤胃、肠液干涸等因素所致，一年四季均可发生，并不局限于干燥季节。便秘的判断标准因食物来源不同而不同，母乳喂养的婴儿排便次数要多于牛奶及其他代乳品喂养的婴儿。

发病机制

引起小儿便秘的因素有很多，夏天因出汗多，肠内水分被充分吸收导致大便过于干燥会引起便秘；食物过于精细，肠壁因缺少膳食纤维的刺激，胃肠传送功能不足会诱发便秘；幼儿因年龄原因常缺乏排便的规律，有时虽然存在排便的感觉但可能由于贪玩而有意识地抑制便意，久而久之，肠内排便的反射敏感度便会降低，从而形成便秘。此外，营养不良、贫血、缺乏维生素B_1、运动量少导致腹肌无力等因素均可引发小儿便秘。

临床症状

小儿便秘的特点主要表现为：排便次数减少，隔2～3天才排便1次或每周排便3次以下，严重者甚至4周排便1次；排便时间延长，情况严重的每次排便时间可长达30分钟以上；大便性状发生改变，粪便干结而不易排出，排便时肛门疼痛，粪便因擦伤肠黏膜或肛门，表面常带有少量血或黏液，有排便不尽的感觉。此外，便秘幼儿常伴有精神萎靡、食欲不振、乏力、头晕等症状。

推荐食物

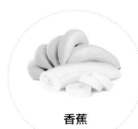

香蕉

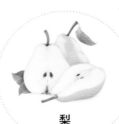

梨

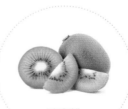

猕猴桃

火龙果

小儿便秘患者的日常护理

对于小儿便秘患者，家长首先应帮助小儿养成良好的排便习惯，每天定时排便，形成条件反射，建立良好的排便规律。在饮食上，应多吃蔬菜、水果和富含膳食纤维的食物；避免进食过少，尽量不吃过于精细的食品；喝牛奶时可适量添加一些蜂蜜，以帮助润肠通便。应适当增加小儿的运动量和运动时间，并及时补充水分。

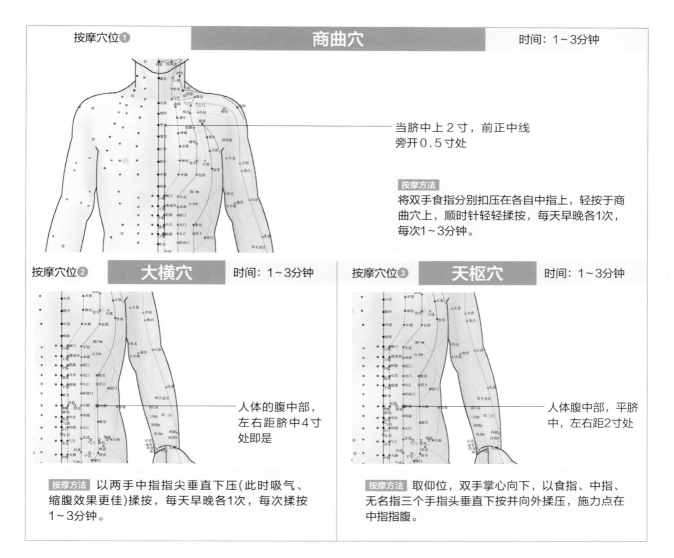

按摩穴位❶ **商曲穴** 时间：1~3分钟

当脐中上2寸，前正中线旁开0.5寸处

按摩方法
将双手食指分别扣压在各自中指上，轻按于商曲穴上，顺时针轻轻揉按，每天早晚各1次，每次1~3分钟。

按摩穴位❷ **大横穴** 时间：1~3分钟

人体的腹中部，左右距脐中4寸处即是

按摩方法 以两手中指指尖垂直下压(此时吸气、缩腹效果更佳)揉按，每天早晚各1次，每次揉按1~3分钟。

按摩穴位❸ **天枢穴** 时间：1~3分钟

人体腹中部，平脐中，左右距2寸处

按摩方法 取仰位，双手掌心向下，以食指、中指、无名指三个手指头垂直下按并向外揉压，施力点在中指指腹。

解析商曲穴

现代人因为饮食结构的改变，摄入体内的膳食纤维越来越少，再加上又缺乏必要的运动，导致便秘的人越来越多。如遇到便秘，不妨试着按摩商曲穴，可以使症状得以缓解。

商曲穴归属于足少阴肾经，具有清热降温的功效。除了便秘，现代临床还经常将此穴用于治疗腹痛、泄泻、肠炎和腹中积聚等症状。

小儿呕吐 ·内关穴 ·足三里穴 ·少商穴

呕吐是小儿时期常见的临床症状，是指幼儿的胃或小肠内的部分容物被强制性地经口或鼻吐出，常伴有恶心并有强力的腹肌收缩。呕吐是机体的一种自我保护，但持久而剧烈的呕吐可引起水电解质紊乱。呕吐可以独立出现，也可能是其他病症的伴随症状。当家长遇到孩子出现呕吐时，不要惊慌，应观察病情，正确护理。

发病机制

导致小儿呕吐的原因很多，病理性原因主要有先天性消化道畸形或后天疾病导致的消化道梗阻，如先天性幽门狭窄、肠套叠等；上呼吸道感染、肺炎及胃肠道感染会引起感染性呕吐；脑膜炎、脑出血、脑肿瘤及颅内高压等中枢神经系统疾病常会导致呕吐；尿毒症、代谢性酸中毒、糖尿病酮中毒等营养及代谢性紊乱也会导致呕吐。喂奶过多、吃奶时吞入大量空气、食物不易消化、幼儿精神过度紧张或焦虑等均可引发生理性呕吐。此外，食物中毒、接触有毒动植物等也会导致呕吐。

临床症状

小儿呕吐的症状因原因的不同而不同，受寒引发的呕吐主要表现为时作时止、时轻时重，呕吐物清稀黏稠，进食略多时容易发生呕吐，患儿还会出现脸部和唇部发白、身体发寒、四肢发冷等症状；因胃热而导致呕吐则进食就吐，呕吐物有恶臭味道，患儿会出现口渴唇干、身热面赤、烦躁不安的症状；因消化不良引发的呕吐表现为频繁呕吐、呕吐物中有未消化的乳汁或食物残渣、气味酸臭，患儿有厌食、腹部疼痛、大便秘结或酸臭不化等症状。

推荐食物

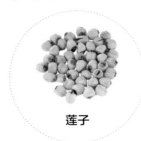

莲子

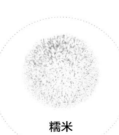

糯米

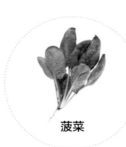

菠菜

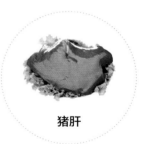

猪肝

小儿呕吐患者的日常护理

呕吐患儿吃饭要定时定量，避免暴饮暴食，饮食上宜吃清淡、稀软、容易消化的食物。对于新生儿呕吐，在哺乳时不宜过急，哺乳后可抱直宝宝身体，轻拍其背部至打嗝，这样能有效避免呕吐出现。呕吐较轻者可吃容易消化的流食或半流食，少量多餐；呕吐重者则需暂时禁食。发生呕吐时，要将患儿的头放于侧位，以避免呕吐物被吸入气管而发生意外。

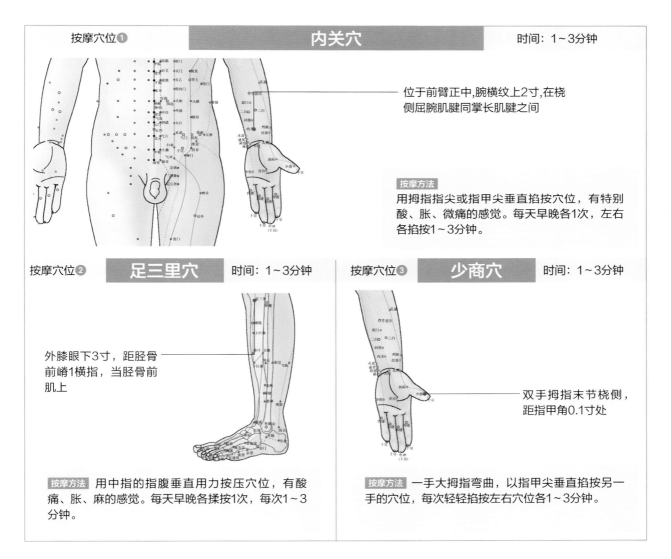

按摩穴位❶

内关穴

时间：1~3分钟

位于前臂正中,腕横纹上2寸,在桡侧屈腕肌腱同掌长肌腱之间

按摩方法
用拇指指尖或指甲尖垂直掐按穴位，有特别酸、胀、微痛的感觉。每天早晚各1次，左右各掐按1~3分钟。

按摩穴位❷

足三里穴

时间：1~3分钟

外膝眼下3寸，距胫骨前嵴1横指，当胫骨前肌上

按摩方法 用中指的指腹垂直用力按压穴位，有酸痛、胀、麻的感觉。每天早晚各揉按1次，每次1~3分钟。

按摩穴位❸

少商穴

时间：1~3分钟

双手拇指末节桡侧，距指甲角0.1寸处

按摩方法 一手大拇指弯曲，以指甲尖垂直掐按另一手的穴位，每次轻轻掐按左右穴位各1~3分钟。

解析少商穴

少商穴归属于手太阴肺经，具有开窍通郁的作用。按摩此穴对治疗小儿食滞吐泻、唇焦、小儿慢性肠炎，都具有很好的疗效。此外，在现代临床中，此穴还可以用来治疗支气管炎、肺炎、咯血等呼吸系统疾病，休克、精神分裂症、癔症、失眠等神经系统的疾病。少商穴若与迎香穴配伍按摩，还可治疗流行性感冒；若与合谷穴、人迎穴、鱼际穴配伍使用，还可治疗咽喉肿痛；若与五处穴、支沟穴配伍使用，还可治疗小儿惊风。

小儿发热 ·大椎穴 ·风门穴 ·大杼穴

发热指体温超过正常范围的高限，一般是身体有潜在感染或发炎而引起的一种临床症状。大多数情况下，发热是身体和入侵病原作战的一种保护性反应。小儿的正常体温因性别、年龄、昼夜、季节、饮食、哭闹、气温以及衣被的厚薄等不同，而存在一定的波动范围，一般来说，当小儿口温37.5℃以上、耳温37.5℃以上、腋温37℃以上、背温36.8℃以上、肛温38℃以上时，就可判定为发热。

🔍 发病机制

在现实生活中，由感冒而引起的小儿发热最为普遍，由于小儿抗病能力不足，对环境冷热变化适应比较慢，继而很容易因感受风寒而使体温异常升高。发热时间小于2周的短期发热多由感染引起，呼吸系统、肠道、中枢神经系统、泌尿系统的病毒、细菌感染最为常见。此外，气温过高、衣服过厚、喝水太少、流汗腹泻等因素导致的体内水分严重流失、房间空气流通性差都会引起小儿发热。

⊕ 临床症状

在一般情况下，小儿体温处于37.5～38℃为低热，38～39℃为中度发热，39～40℃为高热，40℃以上为超高热。上呼吸道感染导致的发热常伴有咽部充血、扁桃体肿大；出疹性传染病引起的发热会在皮肤表面发现皮疹，而手足口病引起的发热会出现疱疹。小儿发热时常伴有面赤唇红、烦躁不安、食欲减退、大便干燥恶臭，或者咳嗽、流涕、鼻塞、打喷嚏、形体消瘦、盗汗自汗等症状。

推荐食物

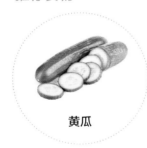

黄瓜

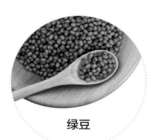

绿豆

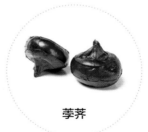

荸荠

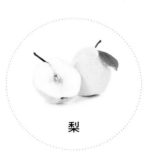

梨

小儿发热患者的日常护理

在发热期间，家长注意引导患儿多喝水，多卧床休息。应保持居室内空气流通，因为新鲜空气有利于患儿散热。注意加强患儿的营养补充，避免患儿气血亏损。很多小儿经常感冒发热，若总是依靠药物来缓解症状，反而会损害小儿自身免疫系统，使小儿疾病进入恶性循环。家长可选择按摩疗法来辅助治疗小儿发热。

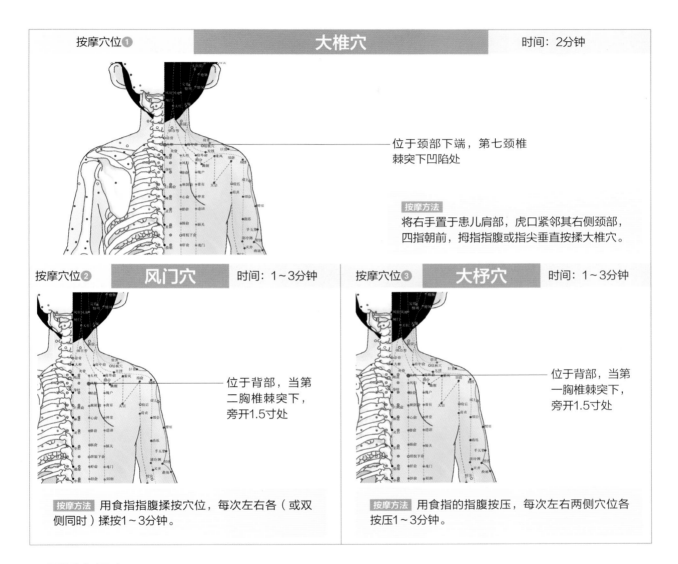

按摩穴位❶　　　　　　　　**大椎穴**　　　　　时间：2分钟

位于颈部下端，第七颈椎
棘突下凹陷处

按摩方法 将右手置于患儿肩部，虎口紧邻其右侧颈部，
四指朝前，拇指指腹或指尖垂直按揉大椎穴。

按摩穴位❷　　**风门穴**　　时间：1～3分钟

位于背部，当第
二胸椎棘突下，
旁开1.5寸处

按摩方法 用食指指腹揉按穴位，每次左右各（或双
侧同时）揉按1～3分钟。

按摩穴位❸　　**大杼穴**　　时间：1～3分钟

位于背部，当第
一胸椎棘突下，
旁开1.5寸处

按摩方法 用食指的指腹按压，每次左右两侧穴位各
按压1～3分钟。

解析大杼穴

　　大杼穴归属于足太阳膀胱经，具有清热除燥、止咳通络的功效。大，多的意思；杼，在古代指织布的梭子。"大
杼"的意思就是膀胱经水湿之气在此处吸热后迅速上行，并化为强劲风气，而其中的水湿之气犹如织布的梭子一样向上
穿梭。现代医学证实，长期按摩这个穴位，能够有效治疗咳嗽、发热和肩背痛等。大杼穴若与肩井穴、肩中俞穴、中府
穴配伍使用，还可治疗颈椎病。

小儿腹泻 ·中脘穴 ·神阙穴 ·阴交穴

小儿腹泻是一种常见的急性胃肠道功能紊乱疾病，主要表现为多病原、多因素引起的腹泻、呕吐，大便次数增多和性状改变，多发于2岁以下婴幼儿。秋末冬初发病较为频繁，严重者会发生水电解质紊乱。根据病程长短，腹泻可分为急性腹泻（病程小于2周）、迁延性腹泻（病程2周～2个月）、慢性腹泻（病程大于2个月）。

发病机制

体质因素是引起小儿腹泻的主要原因，婴幼儿的消化系统发育不成熟、消化能力还比较弱，神经系统对胃肠的调节功能也比较差，导致出现腹泻症状。致病微生物随污染的食物或水进入小儿消化道引起的消化道感染及肺炎、泌尿道路感染等各类细菌和病毒感染均可能导致小儿腹泻。此外，因饮食改变、吃了不易消化的食物、天气骤变、食物过敏等因素会引起幼儿消化功能的紊乱而引起小儿腹泻。

临床症状

较轻腹泻患儿有胃肠道症状，体温正常或有低热；严重腹泻患儿除有严重的胃肠道症状外，还伴有重度的水电解质及酸碱平衡紊乱，有明显的全身中毒症状。腹泻患者的粪便呈稀糊状、蛋花汤样或水样，有的带有少许黏液，但无脓血。患儿腹泻次数每天甚至超过10次。部分患儿在大便前会啼哭，并伴有腹痛、轻度恶心呕吐等症状。

推荐食物

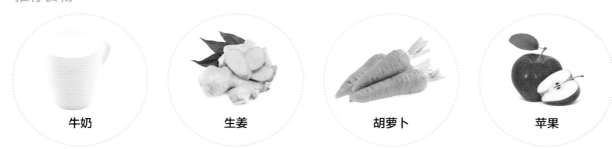

牛奶　　　生姜　　　胡萝卜　　　苹果

小儿腹泻患者的日常护理

对于轻度小儿腹泻者可采取饮食治疗的方式，仍可继续母乳喂养，吃奶粉的幼儿应稀释后再喂食；6个月以上患儿可进食日常饮食，如粥、面条、软饭等，多吃新鲜水果以补充钾；喂食时要少量多餐，慢慢增加。家长应注意保护幼儿肛门周围的皮肤，勤换尿布，并用清水擦洗，已经发红的可涂一些鞣酸软膏。注意气候的变化，适当加减衣物，避免着凉或者过热。

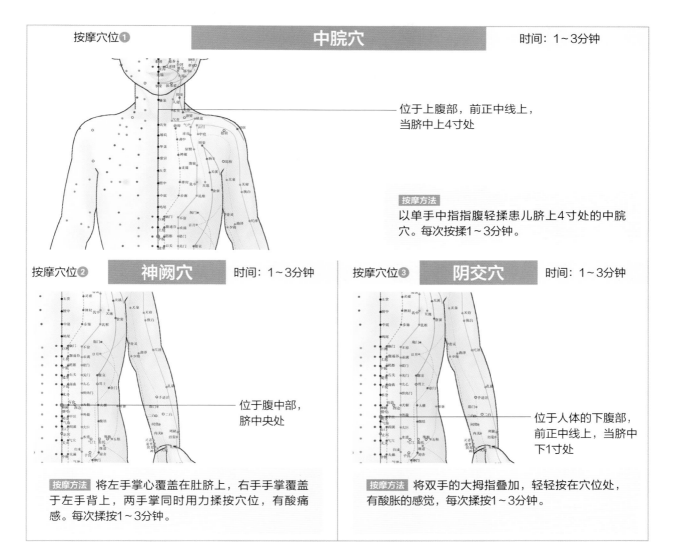

按摩穴位❶　　中脘穴　　时间：1~3分钟

位于上腹部，前正中线上，
当脐中上4寸处

按摩方法 以单手中指指腹轻揉患儿脐上4寸处的中脘
穴。每次按揉1~3分钟。

按摩穴位❷　神阙穴　时间：1~3分钟

位于腹中部，
脐中央处

按摩方法 将左手掌心覆盖在肚脐上，右手手掌覆盖
于左手背上，两手掌同时用力揉按穴位，有酸痛
感。每次揉按1~3分钟。

按摩穴位❸　阴交穴　时间：1~3分钟

位于人体的下腹部，
前正中线上，当脐中
下1寸处

按摩方法 将双手的大拇指叠加，轻轻按在穴位处，
有酸胀的感觉，每次揉按1~3分钟。

解析阴交穴

　　阴交穴归属于任脉，具有调经固带、利水消肿的作用。如果家里的孩子腹泻不止，那么只要轻揉此穴，就能使腹泻
的症状得到缓解。阴，阴水的意思；交，交会的意思。"阴交"的意思是指任脉冲脉的上行水气在此交会，二气交会后
形成了本穴的天部湿冷水气。除了治疗腹泻，现代临床还用此穴治疗腹痛、疝气、阴痒、血崩、带下等疾患。阴交穴若
与天枢穴、气海穴配伍使用，还可治疗肠鸣音亢进症状。

小儿痢疾 ·天枢穴 ·足三里穴 ·太白穴

小儿痢疾是以腹痛、腹泻、便下赤白等为主要症状的消化系统传染病，主要通过患者、带菌的粪便以及被污染的日常用具、餐具、玩具等传染。作为急性传染病，小儿痢疾多见于夏、秋两个季节。若得不到及时治疗，会危及生命。此病应以预防为主，关键是要防止"病从口入"。

发病机制

小儿痢疾大多是由痢疾杆菌引起的肠道感染，当幼儿与痢疾杆菌携带者发生生活接触、摄入被污染的食物和水，或被携带病菌的苍蝇感染、玩耍被感染的玩具等，均会感染痢疾杆菌而导致痢疾。由于痢疾杆菌能够在一些动物性食物和熟蔬菜、凉粉等植物性食物上繁殖，所以食用生冷食物和不洁瓜果也会导致痢疾。

临床症状

痢疾一般起病急、伴有高热症状，便内有黏液脓血，患儿有全身乏力、食欲减退、恶心呕吐、阵发性腹痛的症状。轻症疾患儿大便每天3~4次，便内脓血量不多或多为黏液，2~3天内病情可好转；重症患儿每天大便次数超过10次，带有脓血，伴有呕吐、脱水等症状；中毒型痢疾多见于2~7岁小儿，发病急骤，伴有高热、惊厥、昏迷、休克等症状；慢性痢疾的病程一般超过2个月，体温低热，大便性质不定，有黏液，或黏液、脓血交替出现，多见于营养不良、佝偻病、贫血患者。

推荐食物

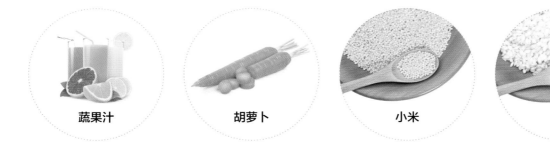

| 蔬果汁 | 胡萝卜 | 小米 | 大米 |

小儿痢疾患者的日常护理

小儿痢疾常见的传播途径是"粪—口"传播，此病以预防为主，必须注意饮食卫生。家长应保证食品新鲜，不吃变质、腐烂、过夜的食物；瓜果生吃要清洗干净，不让孩子饮用非正规生产的冷饮和饮料；培养孩子养成良好的卫生习惯，饭前便后要洗手，改掉吃手指的不良习惯，防止病从口入。此外，应尽量避免传染因素，家里大人若患有痢疾，应及时处理粪便，并对孩子常用的物品进行消毒。

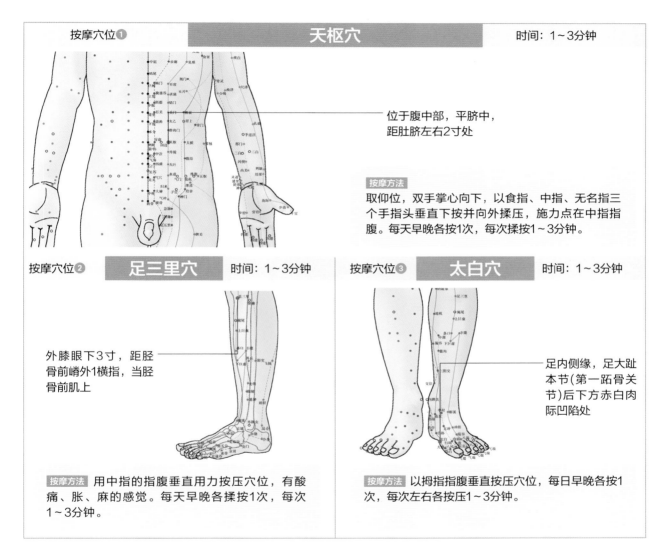

按摩穴位❶ | 天枢穴 | 时间：1~3分钟

位于腹中部，平脐中，
距肚脐左右2寸处

按摩方法
取仰位，双手掌心向下，以食指、中指、无名指三
个手指头垂直下按并向外揉压，施力点在中指指
腹。每天早晚各按1次，每次揉按1~3分钟。

按摩穴位❷ | 足三里穴 | 时间：1~3分钟

外膝眼下3寸，距胫
骨前嵴外1横指，当胫
骨前肌上

按摩方法 用中指的指腹垂直用力按压穴位，有酸
痛、胀、麻的感觉。每天早晚各揉按1次，每次
1~3分钟。

按摩穴位❸ | 太白穴 | 时间：1~3分钟

足内侧缘，足大趾
本节(第一跖骨关
节)后下方赤白肉
际凹陷处

按摩方法 以拇指指腹垂直按压穴位，每日早晚各按1
次，每次左右各按压1~3分钟。

解析太白穴

太白穴归属于足太阴脾经，也是脾经的原穴，是健脾的重要穴位。太，大的意思；白，肺的颜色，气也。"太白"
的意思就是脾经的水湿云气在此吸热蒸升，化为肺金之气。现代医学认为，经常按摩、拍打太白穴，能够治疗各种脾虚
症状，对胃痛、腹胀、吐泻、痢疾、肠鸣音亢进等症亦有良好的疗效。太白穴若与环跳穴、太冲穴配伍使用，还能治疗
脚气；若与足三里穴、滑肉门穴配伍使用，则对胃痛的疗效更佳。

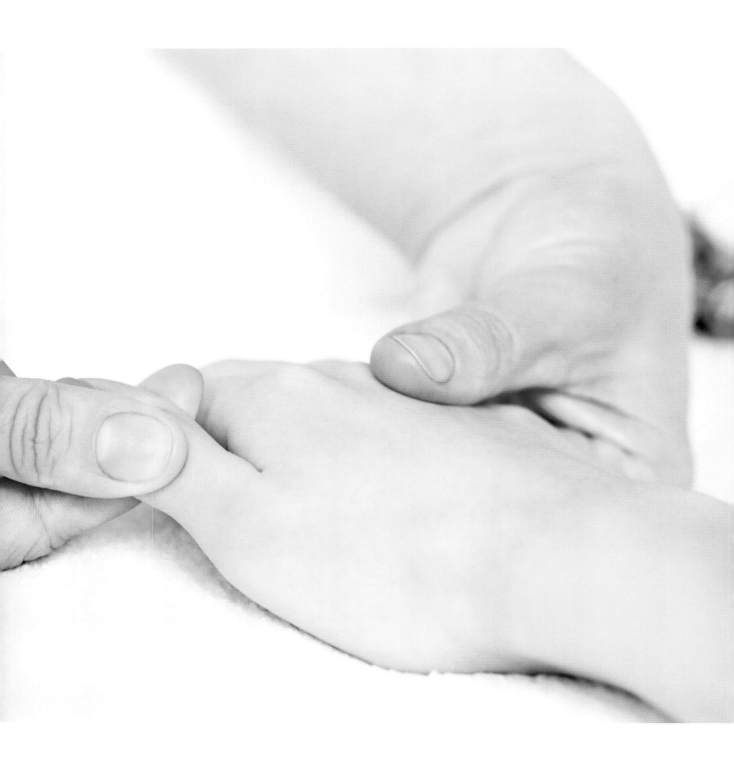

CHAPTER 08

妇科常见病症的
穴位按摩

妇科疾病是女性的常见病、多发病。由于对妇科疾病缺乏正确的认识和保健意识，再加上各种不良生活习惯，使女性健康每况愈下，有的甚至久治不愈，给正常的生活、工作带来极大的不便。还有一些女性朋友，认为妇科疾病属于"难言之隐"，不愿到医院进行正规治疗，因此延误了最佳的治疗时机，使疾病进一步恶化。本章就为大家介绍一些常见妇科病症的按摩疗法。

月经不调 ·气海穴 ·太溪穴 ·公孙穴

月经不调是指女性因卵巢功能不正常所引起的月经周期超前或延后的行经日期紊乱，以及经量过多或过少的非正常身体状况。在卵巢激素的作用下，子宫内膜会发生周期性变化，出现周期性子宫出血，就成为月经。第一次月经称为初潮，现代女性月经初潮平均在12.5岁，绝经年龄通常在45～55岁。

🔍 发病机制

引起月经不调的原因有很多，长期的精神压抑、郁闷或遭受重大精神刺激，都可能导致月经失调或痛经、闭经；女性在经期时若受到寒冷刺激，会使盆腔内的血管过分收缩，可引起月经过少甚至闭经；过度节食会导致机体能量摄入不足，脂肪和蛋白质合成减少，雌激素合成障碍，因而影响月经来潮。此外，香烟和酒精均会对女性的生理周期造成干扰，所以嗜烟好酒的女性也常会出现月经不调的症状。据调查统计，在吸烟和过量饮酒的女性中，有25%～32%的人因月经失调而到医院治疗。

😊 临床症状

月经不调有多种表现，经期提前一般周期短于21天，血热导致的月经提前症状为经量较多、颜色鲜红，伴有口干、便秘、舌质红等；虚热导致的月经提前表现为经量较少、颜色淡，伴有头晕、耳鸣、腰酸等；经期延迟一般错后7天以上，有的甚至40～50天才来一次，多因虚寒导致，主要表现为经量少、颜色暗淡，患者一般怕冷、舌苔发白；存在炎症的月经不调患者常伴有月经量多，小腹疼痛，平时白带量多、色黄或黄白、质稠有味等症状。

推荐食物

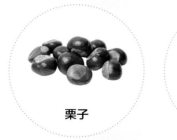

栗子

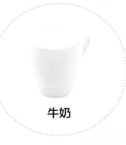

牛奶

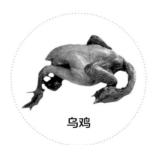

乌鸡

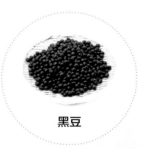

黑豆

月经不调患者的日常护理

月经不调患者要保证生活规律，注意经期卫生，杜绝经期性生活，以防止上行感染。注意保暖，避免受寒冷刺激，以防止寒邪侵袭。注意休息、减少疲劳。饮食上应多吃含铁丰富的滋补性食物，以免发生缺铁性贫血，可多吃乌鸡、羊肉、对虾、淡菜、黑豆、海参、核桃仁等。

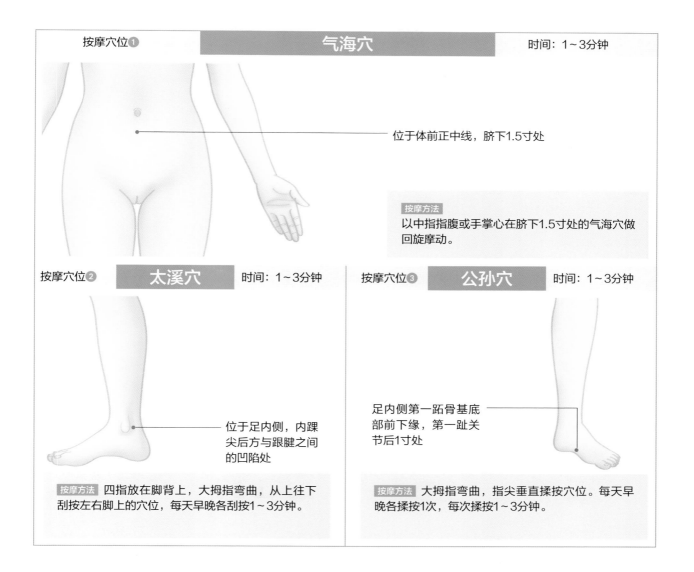

按摩穴位❶ | 气海穴 | 时间：1~3分钟

位于体前正中线，脐下1.5寸处

按摩方法
以中指指腹或手掌心在脐下1.5寸处的气海穴做回旋摩动。

按摩穴位❷ | 太溪穴 | 时间：1~3分钟

位于足内侧，内踝尖后方与跟腱之间的凹陷处

按摩方法 四指放在脚背上，大拇指弯曲，从上往下刮按左右脚上的穴位，每天早晚各刮1~3分钟。

按摩穴位❸ | 公孙穴 | 时间：1~3分钟

足内侧第一跖骨基底部前下缘，第一趾关节后1寸处

按摩方法 大拇指弯曲，指尖垂直揉按穴位。每天早晚各揉按1次，每次揉按1~3分钟。

解析气海穴

气海穴归属任脉，具有培补元气、益肾固精、补益回阳、延年益寿的功效。气，气态物也；海，大也。"气海"指任脉水气在此吸热后气化胀散为充盛的天部之气，本穴就如同气之海洋。本穴主治虚脱、形体羸瘦、脏气衰惫、乏力等气虚病证，对月经不调、痛经、闭经、崩漏、带下、阴挺、恶露不尽、胞衣不下等妇科疾病亦有很好的疗效。

痛经 ·关元穴 ·大赫穴 ·中极穴

痛经又称为经期疼痛，是最常见的妇科疾病之一，指女性经期前后或行经期间，出现下腹部痉挛性疼痛、恶心呕吐、全身不适的现象。根据发病原因的不同，痛经可分为原发性痛经和因生殖系统疾病引起的继发性痛经两种，一般原发性痛经占90%以上。长期痛经会导致多种女性疾病，严重影响患者的身体健康和生活质量。

🔍 发病机制

原发性痛经主要与月经时子宫内膜前列腺素含量增高有关，因为此种激素含量增高可引起子宫平滑肌过强收缩，血管痉挛，造成子宫缺血、缺氧状态而导致痛经；而中医认为，痛经通常是由于人体内气滞、血淤、寒凝所致。继发性痛经大多是因为子宫内膜异位症、盆腔炎、肿瘤等生殖系统疾病而导致的。此外，子宫颈管狭窄使经血外流受阻，子宫发育不良而造成子宫缺血、缺氧，子宫位置异常致使经血不畅均是诱发痛经的因素。

⊙ 临床症状

痛经的症状因人而异，原发性痛经多见于青春期，常在初潮后2年内发生。大部分患者疼痛发生在月经来潮的第一天且疼痛最为剧烈，有的出现在经前12小时，疼痛常以痉挛性发作，位置在下腹部到耻骨以上，有的会扩展到腰骶部。大多伴有腹部胀痛、冷痛、乳房胀痛、肛门坠胀、头痛头晕、恶心呕吐、胃痛腹泻、四肢冰凉等症状；患者会感到胸闷烦躁、悲伤易怒，严重时冷汗淋漓、面色发白、全身无力，甚至会出现虚脱、昏厥等症状。

推荐食物

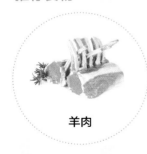

羊肉

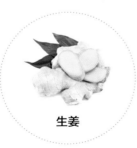

生姜

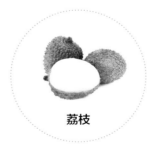

荔枝

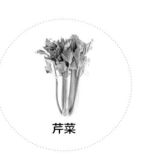

芹菜

痛经患者的日常护理

痛经患者首先要讲究经期卫生，月经期间注意清洁，经期前及经期少吃或者不吃生冷、辛辣刺激性食物。平时要加强体育锻炼，身体虚弱者更要加强营养，积极治疗其他可引发痛经的慢性疾病。在心理上要消除对月经的紧张、恐惧心理，保持心情愉快。经期可适当参加劳动和运动，但要注意休息。

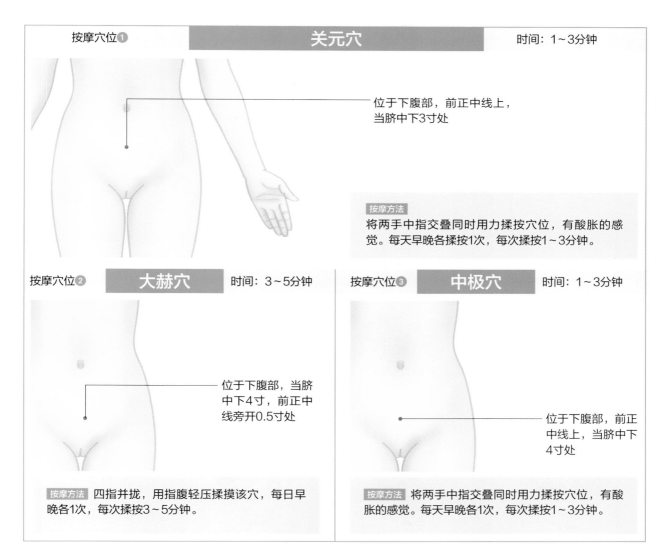

按摩穴位❶ 　关元穴　 时间：1～3分钟

位于下腹部，前正中线上，
当脐中下3寸处

按摩方法 将两手中指交叠同时用力揉按穴位，有酸胀的感
觉。每天早晚各揉按1次，每次揉按1～3分钟。

按摩穴位❷ 大赫穴 时间：3～5分钟

位于下腹部，当脐
中下4寸，前正中
线旁开0.5寸处

按摩方法 四指并拢，用指腹轻压揉摸该穴，每日早
晚各1次，每次揉按3～5分钟。

按摩穴位❸ 中极穴 时间：1～3分钟

位于下腹部，前正
中线上，当脐中下
4寸处

按摩方法 将两手中指交叠同时用力揉按穴位，有酸
胀的感觉。每天早晚各1次，每次揉按1～3分钟。

解析中极穴

　　中极穴归属于任脉，《针灸甲乙经》记载中极穴为"足三阴、任脉之会"，具有助气化、调胞宫、利湿热的作用。中，与外相对，这里指穴内；极，屋的顶部横梁。"中极"的意思是指任脉的气血在此达到了天部中的最高点。此穴是治疗各种女性妇科疾病的主要穴位，如月经不调、痛经、赤白带下、子宫脱垂等，都可以通过长期坚持按压这个穴位而得到很好的治疗。

闭经 ·会阴穴 ·关元穴 ·中极穴

闭经是指女性年满18周岁，而月经尚未初潮，或已来月经又中断达3个月以上的症状。闭经可分为原发性闭经以及继发性闭经，年满18周岁或第二性征已发育成熟2年以上但仍未来月经者，称为原发性闭经；已有规律的月经周期，由于妊娠期、哺乳期、绝经过渡期等原因而停止行经超过6个月以上者，称为继发性闭经。

🔍 发病机制

女性的月经周期与下丘脑—垂体—卵巢轴之间的神经内分泌调节、子宫内膜对性腺激素变化的周期反应都存在关系，哪个环节发生变化都可能导致闭经。当人体患有消耗性疾病以及严重贫血、营养不良、内分泌功能紊乱等，都可能引起闭经；生殖器官不健全或发育不良、结核性子宫内膜炎以及垂体或下丘脑功能失调等原因，也都可能导致闭经。此外，精神过度紧张、频繁人工流产等也是闭经的诱因。

☺ 临床症状

闭经患者因为致病原因的不同，在症状表现上存在差异，从中医的角度来说，气血亏虚者在月经来潮后闭经，会出现头晕耳鸣、乏力厌食、腰膝酸软、消瘦的症状；阴虚内热者则表现为月经量逐渐变少，最后闭经，多伴有五心烦热、潮热盗汗、皮肤苍白、反应迟钝、嗜睡等症状；气滞血淤导致的闭经则伴有胸胁小腹胀痛。大多数闭经患者均会出现性欲减退、乳房萎缩、腋毛及阴毛脱落、不孕等症状。

推荐食物

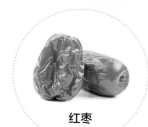

红枣

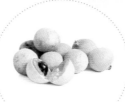

桂圆

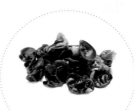

黑木耳

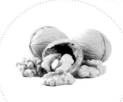

核桃

闭经患者的日常护理

闭经患者应注意适当锻炼身体，合理安排工作生活，避免劳累及精神紧张，保持情绪稳定，培养乐观的心态。注意避免风寒。日常饮食上要注意营养摄取的平衡，营养不良者应改善饮食，加强营养；饮食中应避免乳制品，多喝水，少食多餐，减少咖啡因和酒精的摄入，忌食生冷、刺激性的食物。保持规律的性生活，有助于雌性激素的分泌。

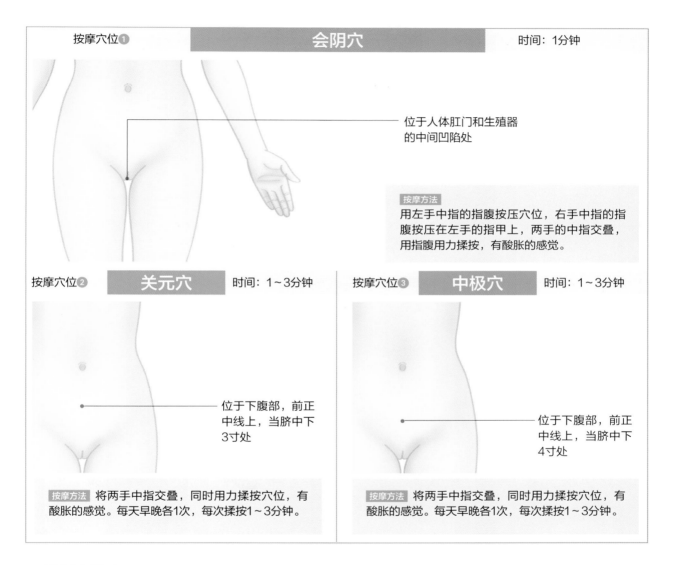

按摩穴位❶

会阴穴

时间: 1分钟

位于人体肛门和生殖器
的中间凹陷处

按摩方法
用左手中指的指腹按压穴位，右手中指的指
腹按压在左手的指甲上，两手的中指交叠，
用指腹用力揉按，有酸胀的感觉。

按摩穴位❷

关元穴

时间: 1~3分钟

位于下腹部，前正
中线上，当脐中下
3寸处

按摩方法 将两手中指交叠，同时用力揉按穴位，有
酸胀的感觉。每天早晚各1次，每次揉按1~3分钟。

按摩穴位❸

中极穴

时间: 1~3分钟

位于下腹部，前正
中线上，当脐中下
4寸处

按摩方法 将两手中指交叠，同时用力揉按穴位，有
酸胀的感觉。每天早晚各1次，每次揉按1~3分钟。

解析会阴穴

　　会阴穴归属于任脉，具有醒神镇惊、通调二阴的功效。会，交会的意思；阴，指阴液。"会阴"的意思是指由人体上部降行的地部阴液在此交会。长期按摩这个穴位，能够治疗男女性功能障碍及生殖器官疾病，如对阴痒、阴痛、阴部汗湿、阴门肿痛、小便难、大便秘结、闭经、阴道炎、阴囊炎等都有良好的疗效。会阴穴若与中极穴、肩井穴配伍使用，还具有行气通络、强阴壮阳的功效，能治难产、胞衣不下等症。

带下 ·气海穴 ·大赫穴 ·三阴交穴

白带是女性阴道内白色或淡黄色的分泌物，在青春期、月经期、妊娠期会增多。如果白带的量大于平时，且颜色异常，有特别的腥臭味，并伴有阴部瘙痒的症状，则是带下病。带下是中医病名，常见于已婚女性，是一种常见且多发的妇科疾病。

发病机制

中医认为，带下是由以下5种原因导致的：脾阳虚，是指因饮食不节、劳倦过度，损伤脾气而致；肾阳虚，是指因恣情纵欲，肾阳虚损，水湿内停而致；阴虚挟湿，是指因素禀阴虚，相火偏旺，下焦感受湿热之邪而致；湿热下注，是指因脾虚湿盛，肝郁化火，湿热互结，流注下焦而致；湿毒蕴结，是指经期产后，忽视卫生，以致感染湿毒。现代医学则认为，带下主要是由滴虫性阴道炎、霉菌性阴道炎、子宫颈糜烂、子宫内膜炎、宫颈癌等各种生殖道炎症或疾病引起的。

临床症状

按病因，带下可分为不同类型，其症状表现也各不一样。脾虚湿盛型带下的症状为带下量多，呈白色或淡黄色，质稠；患者面色不佳，饭量减少，四肢寒冷，有腹胀、便溏的现象。肾虚寒湿型带下表现为带下量多，色白清冷，质稀薄；患者会感到腰脊酸冷，夜尿多，大便稀溏。湿毒热盛型带下的主要表现为带下量多，色黄而质黏稠，甚至黄绿如脓，有明显臭味，甚至带有血块；小便黄赤，患者常感到阴部肿痛瘙痒。

推荐食物

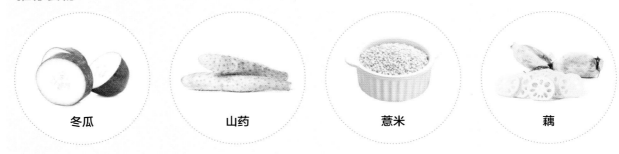

| 冬瓜 | 山药 | 薏米 | 藕 |

带下患者的日常护理

带下患者在治疗期间应保持个人卫生，所有阴道用药和冲洗，应在月经干净后进行；治疗期间禁止性生活；换洗的内裤要煮沸消毒，浴具要分开使用；要保持良好的心态，坚持完成整个疗程。在日常饮食上，要有节制，带下患者应忌食生冷以及刺激性食物，适宜食用乌鸡、肉苁蓉等温热性滋补强壮类食物。积极参加体育锻炼，注意腰腹部的保暖。

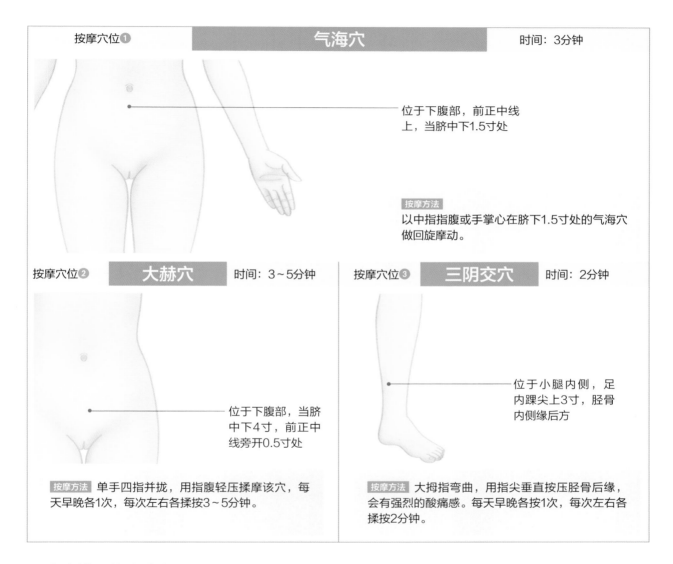

按摩穴位❶　　　　气海穴　　　　时间：3分钟

位于下腹部，前正中线
上，当脐中下1.5寸处

按摩方法
以中指指腹或手掌心在脐下1.5寸处的气海穴
做回旋摩动。

按摩穴位❷　大赫穴　时间：3~5分钟

位于下腹部，当脐
中下4寸，前正中
线旁开0.5寸处

按摩方法 单手四指并拢，用指腹轻压揉摩该穴，每
天早晚各1次，每次左右各揉按3~5分钟。

按摩穴位❸　三阴交穴　时间：2分钟

位于小腿内侧，足
内踝尖上3寸，胫骨
内侧缘后方

按摩方法 大拇指弯曲，用指尖垂直按压胫骨后缘，
会有强烈的酸痛感。每天早晚各按1次，每次左右各
揉按2分钟。

治疗带下的小偏方

1. 胡椒7粒，鸡蛋1个。先将胡椒炒焦，研成末；再将鸡蛋钻一小孔，把胡椒末填入蛋内，然后用厚纸将孔封固，置于火上煨熟；去壳吃，每日2个。此方具有温中散寒、化湿止带的功效，可治寒性白带色清如水、面色苍白等症。

2. 墨鱼2只，猪瘦肉250克。两味加食盐煮食。每日1次，连吃5日。此方具有补虚损、止带下的功效，可治妇女白带过多。

更年期综合征 ·头维穴 ·中脘穴 ·百会穴

更年期综合征又称"经断前后诸证"，是更年期妇女卵巢功能减退、雌激素水平下降、自主神经功能紊乱、神经内分泌和代谢变化所引起的各器官的系列症状。一般始于40岁，持续时间为10~20年，绝经是更年期的重要标志。营养不良，精神情绪不稳定，手术、放射治疗使卵巢功能丧失、雌激素水平下降者易患更年期综合征，且症状较严重。

发病机制

更年期综合征根本的原因是卵巢功能衰退，无论是生理性还是病理性的，一旦卵巢衰退或被切除和破坏，卵巢分泌的雌激素就会减少，从而导致受雌激素控制和支配的器官出现症状。当女性进入更年期之后，家庭和社会环境的变化都可加重其身体和精神上的负担，从而使更年期综合征易于发生或使原来已有的某些症状更加严重。有些精神状态不稳定的妇女在进入更年期后，其各种症状可能就更为明显，甚至表现得喜怒无常。

临床症状

女性在更年期时，不仅生殖器官会发生不同程度的萎缩，而且还会出现腰背痛、易骨折等体征。更年期综合征的症状多且复杂，患者一般会出现目眩耳鸣、月经变化、面色潮红、心悸、失眠、乏力、烘热汗出、五心烦热、倦怠乏力、面目及下肢浮肿等症状，并且伴随思想不集中、抑郁、多虑、烦躁易怒等精神神经症状，严重者甚至会导致情志失常。

推荐食物

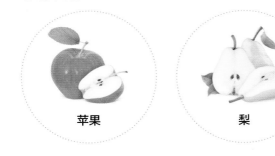

苹果   梨

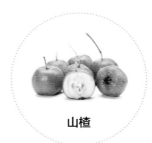

山楂

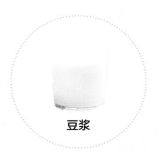

豆浆

更年期综合征患者的日常护理

治疗更年期综合征时，首先要正确认识更年期的生理特点，做好充分的思想准备；其次要注意合理的饮食和营养搭配，遵循"三低两高一适"的原则，即低热量、低脂肪、低糖类，高蛋白、高维生素，适当的无机盐类；还要忌食生冷辛辣等刺激性食物。此外，应注意调整情绪，避免暴怒、忧郁等不良情绪。适当参加体育锻炼，但不宜过度劳累。

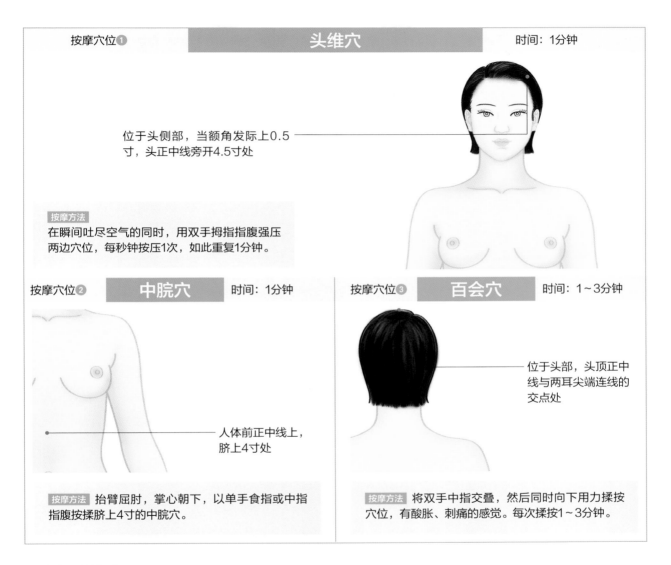

按摩穴位❶ | 头维穴 | 时间：1分钟

位于头侧部，当额角发际上0.5寸，头正中线旁开4.5寸处

按摩方法
在瞬间吐尽空气的同时，用双手拇指指腹强压两边穴位，每秒钟按压1次，如此重复1分钟。

按摩穴位❷ | 中脘穴 | 时间：1分钟

人体前正中线上，脐上4寸处

按摩方法 抬臂屈肘，掌心朝下，以单手食指或中指指腹按揉脐上4寸的中脘穴。

按摩穴位❸ | 百会穴 | 时间：1～3分钟

位于头部，头顶正中线与两耳尖端连线的交点处

按摩方法 将双手中指交叠，然后同时向下用力揉按穴位，有酸胀、刺痛的感觉。每次揉按1～3分钟。

解析头维穴

　　头维穴归属于足阳明胃经。头，是指穴位所在的位置，也指穴内物质调节的人体部位是头；维，是维持、维系的意思。"头维"的意思就是说此处穴位的气血物质具有维持头部正常秩序的作用。经常按摩头维穴，可以治疗寒热头痛、目痛多泪、呕吐流汗、目视不明等症，而且对于偏头痛、前额神经痛、精神分裂症也有较好疗效。更年期综合征患者经常按摩这个穴位，会使病情得到缓解。

乳腺增生 ·膻中穴 ·乳根穴 ·天宗穴

乳腺增生是女性最常见的乳房疾病，主要指乳腺上皮和显微组织增生，由于乳腺组织导管和乳小叶在结构上发生退行性病变，或进行性结缔组织生长而产生。乳腺增生既非炎症又非肿瘤，发病率占乳腺类疾病的首位，并呈逐年上升的趋势，发病年龄也越来越低龄化。多发于30~50岁的女性，发病高峰年龄段为35~40岁。

发病机制

饮食中脂肪摄入过多，可影响卵巢的内分泌，强化雌激素对乳腺上皮细胞的刺激从而导致乳腺增生。人为因素或不良生活习惯，如人流、不生育或30岁以上生育、不哺乳都可能导致乳腺增生。精神紧张、情绪激动等不良精神因素也容易造成乳腺增生。长期服用含雌激素的保健品、避孕药，也会导致内分泌平衡失调，致使乳腺增生的发生。

临床症状

乳腺增生的症状主要有三类：一是乳房疼痛，常表现为胀痛或刺痛，以一侧偏重多见，疼痛严重时不能触碰，与月经周期及情绪变化有关；二是乳房肿块，常发于单侧或双侧乳房内，有单个或多个，触摸时有片状、结节状、条索状等感觉，其中以片状较为多见，大部分乳房肿块会随月经周期而变化；三是乳头溢液，此类症状较为少见，多为自发溢液，液体呈淡黄色或淡乳白色，如出现血性或咖啡色溢液需要及时就医。

此外，本病患者可兼见月经先后不定期、经量少或色淡；患者还常感情志不畅、心烦易怒。

推荐食物

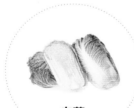

白菜

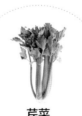

芹菜

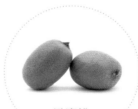

猕猴桃

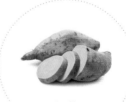

红薯

乳腺增生患者的日常护理

乳腺增生患者的心理治疗十分重要，要正确认识乳腺增生，避免焦虑、紧张等不良心理因素，保持情绪稳定，心情放松。在饮食上，要少吃油腻、高脂肪和进补食品，多吃蔬菜水果和粗粮。养成规律的作息习惯，劳逸结合，多参加体育运动，保持性生活的和谐。此外，禁止滥用避孕药和含有雌激素的美容产品，避免人流，产妇要多喂奶，才能防患于未然。

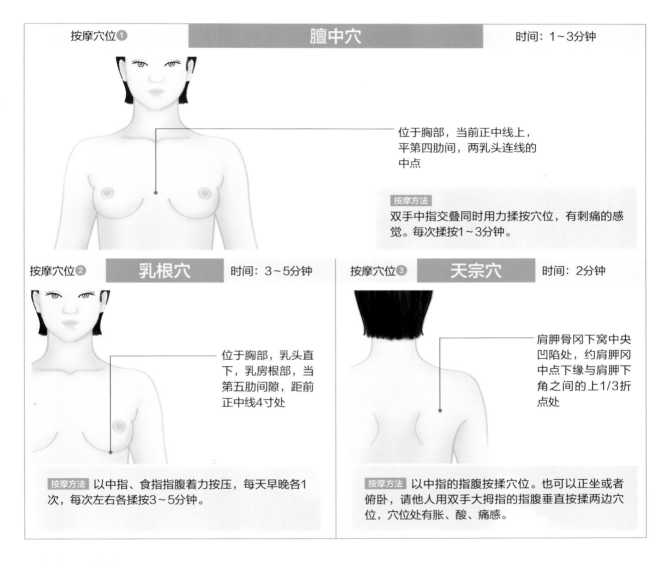

按摩穴位❶ | 膻中穴 | 时间：1~3分钟

位于胸部，当前正中线上，平第四肋间，两乳头连线的中点

按摩方法
双手中指交叠同时用力揉按穴位，有刺痛的感觉。每次揉按1~3分钟。

按摩穴位❷ | 乳根穴 | 时间：3~5分钟

位于胸部，乳头直下，乳房根部，当第五肋间隙，距前正中线4寸处

按摩方法 以中指、食指指腹着力按压，每天早晚各1次，每次左右各揉按3~5分钟。

按摩穴位❸ | 天宗穴 | 时间：2分钟

肩胛骨冈下窝中央凹陷处，约肩胛冈中点下缘与肩胛下角之间的上1/3折点处

按摩方法 以中指的指腹按揉穴位。也可以正坐或者俯卧，请他人用双手大拇指的指腹垂直按揉两边穴位，穴位处有胀、酸、痛感。

解析天宗穴

天宗穴归属于手太阳小肠经，具有疏通肩部经络、活血理气的功效。天，是指穴内气血运行的部位为天部；宗，是指祖庙、朝见的意思。"天宗"的意思是说小肠经气血由此气化上行于天，犹如向天部朝见一样。在传统中医中，凡是遇到肩重手臂重不可举、胸肋支满、颊颌肿、肩胛痛等时，只要按摩此穴，就可以缓解病情。现代临床中，天宗穴还是治疗女性乳腺增生、急性乳腺炎的特效穴位。

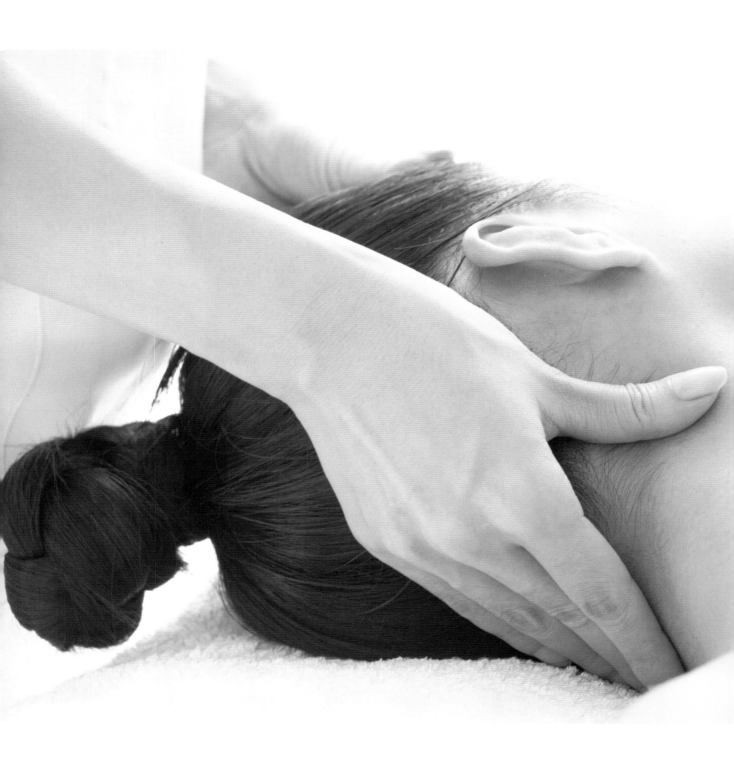

CHAPTER 09

骨伤科常见病症的
穴位按摩

　　除了常见的骨折、创伤外，一些扭伤、软组织损伤等，也属于骨科疾病的范畴，如生活中常见的颈椎病、腰椎间盘突出、落枕、腰肌劳损等就属于骨科疾病。有些疾病尚缺乏特效治疗方法，但可以通过按摩来缓解症状。博大精深的按摩疗法最初就是用于治疗扭伤类疾病的，因此，学会对症按摩，对治疗骨科慢性病的效果十分显著。

足跟痛 ·承山穴 ·太溪穴 ·昆仑穴

足跟痛又称"跟骨骨刺"或"跟骨骨质增生"，在中医学中属于"骨痹"范畴，是由于足跟的骨质、关节、滑囊、筋膜等处病变引起的疾病，常发于足跟一侧或两侧。足跟痛大多与肢体劳损或退行性病变关系密切，过度负重、长时间行走或久立者是本病的高发人群。一般多见于女性、肥胖者和中老年人。

🔍 发病机制

中医学认为，足跟痛多因肝肾阴虚、痰湿、血热而使气血运行受阻，筋骨肌肉失养所致。

现代医学则认为，跟骨后滑囊炎、跟腱腱鞘炎、腓骨肌腱鞘炎、跟骨下脂肪垫损伤、跟骨皮下滑囊炎、跟腱周围炎等常见的足跟病症是引发足跟痛的主要因素。足跟痛的发病还多与慢性劳损有关，长期负重行走、爬山、站立等均可引起足跟痛。此外，老年人也会因足部血管弹性降低、供血减少、跟垫弹力下降或足跟受凉等原因引起足跟痛。

☺ 临床症状

作为一种常见病，足跟痛的典型特征是足跟肿胀、麻木疼痛、局部压痛、行走困难，主要表现为单侧或双侧足跟或足底有酸胀感或针样刺痛，但没有红肿表现，只是行走不便。患者在早晨起床后的第一、二步痛感最强，活动之后逐渐缓解。足跟痛分为两种，真性足跟痛经X线检查能发现跟骨骨刺；假性足跟痛则主要表现为双腿有沉重乏力感，足跟部持续疼痛，但X线检查没有发现骨质增生。

推荐食物

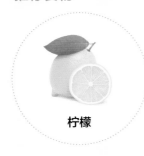

柠檬

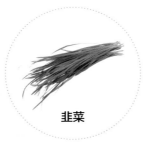

韭菜

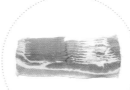

猪肉

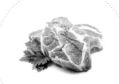

牛肉

足跟痛患者的日常护理

足跟痛患者应尽量减少站立和行走，避免因负重而导致的疼痛。经常做脚底蹬踏动作，能够增强跖腱膜张力，加强抗劳损能力，减轻局部炎症。此外，经常用温水泡脚，也可以减轻局部炎症，缓解疼痛。在饮食上，应多食用富含维生素B$_6$、维生素C、钙、镁的食物，远离酒精、咖啡、高糖类等食品，保持体内矿物质的平衡。

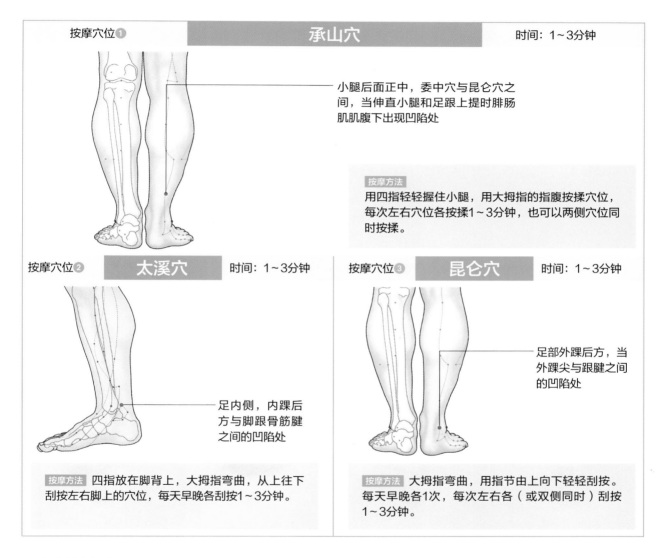

按摩穴位❶

承山穴

时间：1~3分钟

小腿后面正中，委中穴与昆仑穴之间，当伸直小腿和足跟上提时腓肠肌肌腹下出现凹陷处

按摩方法
用四指轻轻握住小腿，用大拇指的指腹按揉穴位，每次左右穴位各按揉1~3分钟，也可以两侧穴位同时按揉。

按摩穴位❷ **太溪穴** 时间：1~3分钟

足内侧，内踝后方与脚跟骨筋腱之间的凹陷处

按摩方法 四指放在脚背上，大拇指弯曲，从上往下刮按左右脚上的穴位，每天早晚各刮按1~3分钟。

按摩穴位❸ **昆仑穴** 时间：1~3分钟

足部外踝后方，当外踝尖与跟腱之间的凹陷处

按摩方法 大拇指弯曲，用指节由上向下轻轻刮按。每天早晚各1次，每次左右各（或双侧同时）刮按1~3分钟。

解析昆仑穴

　　昆仑穴归属于足太阳膀胱经，具有疏筋化湿、强肾健腰的功效。昆仑，是指膀胱经的水湿之气在这里吸热上行并充斥于天部，就像昆仑山一样。《医宗金鉴》记载："足腿红肿（昆仑）主，兼治齿痛亦能安。"在《肘后歌》中也写道："脚膝经年痛不休，内外踝边用意求，穴号（昆仑）并吕细。"总之，昆仑穴对腿足红肿、脚腕疼痛、脚踝疼痛都具有很好的治疗效果。

颈部扭伤 ·风池穴 ·肩井穴 ·大椎穴

颈部扭伤是指在外力或暴力的作用下颈部过度牵拉或扭转，发生的胸锁乳突肌和斜方肌上部损伤等颈部软组织损伤。作为人体头部的支撑，颈部时刻承受着一定的重量，频繁的多方位活动不仅对颈部肌肉的持久性与灵活性有着较高的要求，而且也决定了一旦出现颈部扭伤，常规活动时颈部肌肉的僵硬、疼痛会更让人叫苦不迭，严重时甚至会影响正常生活。

发病机制

颈部和腰部一样，是容易扭伤的部位。颈部扭伤多是在活动过程中，颈部遭遇突发或强力的过度前驱、后伸或扭转等因素导致的。

颈部遭遇突然扭转或前屈、后伸而受伤的情况有，如在高速路上，车突然减速或突然停止时，头部猛烈前冲；打篮球投篮时头部突然后仰；嬉闹打斗时颈部过度扭转或头部受到暴力冲击等，这些均可引起颈项部扭挫伤。

临床症状

颈部扭伤患者一般有明显的外伤史，疼痛在受伤后24~48小时加重，可向肩背部放射。主要表现为颈部一侧疼痛，头部多偏向患侧，颈项部活动受限，颈部肌肉僵硬、痉挛、疼痛、肿胀，在痛处可触及肿块或条索状硬结，严重者甚至无法正常活动；因挫伤引起的扭伤，颈部有轻度肿胀，压痛明显。有的颈部扭伤会影响神经根，而出现手臂麻木肿痛、头痛头胀等症状。

推荐食物

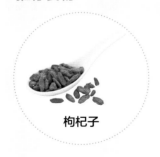

枸杞子

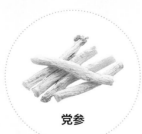

党参

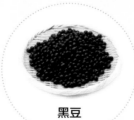

黑豆

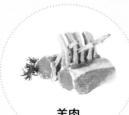

羊肉

颈部扭伤患者的日常护理

对于颈部扭伤患者，按摩和牵引具有良好的疗效，在疼痛缓解后要逐步练习头颈的前屈后伸和左右旋转动作，以舒筋活络，增强颈部肌肉力量，提高颈部抗损伤的能力。在恢复期，患者要减少低头伏案工作的时间，睡觉时应选择高度适合的枕头；饮食宜清淡，多吃有活血化淤功效的食物。此外，在进行激烈运动或乘车时，要注意自我保护，防止颈部扭伤再次发生。

按摩穴位❶	风池穴	时间：1~3分钟

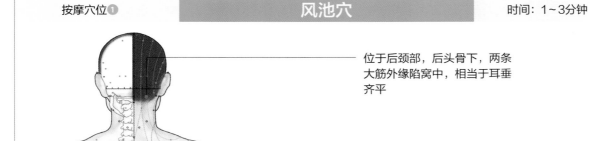

位于后颈部，后头骨下，两条
大筋外缘陷窝中，相当于耳垂
齐平

按摩方法
用大拇指指腹，由下往上揉按穴位，有酸、胀、痛
的感觉，重按时鼻腔有酸胀感。每天早晚各揉按1
次，每次左右各(或双侧同时)揉按1~3分钟。

按摩穴位❷	肩井穴	时间：1~3分钟

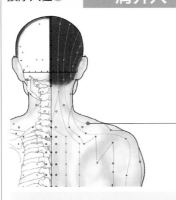

人体的肩上，前直乳
中，大椎与肩峰端连
线的中点，即乳头正
上方与肩线交接处

按摩方法 用中指的指腹向下按揉，有酸麻、胀痛的
感觉。每天早晚各1次，每次左右穴位各按揉1~3
分钟。

按摩穴位❸	大椎穴	时间：1~3分钟

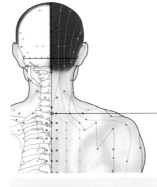

人体的颈部下端，
第七颈椎棘突下凹
陷处

按摩方法 用大拇指指腹或指尖揉按穴位，有酸痛和
胀麻的感觉。每天早晚各1次，每次揉按1~3分钟。

治疗颈部扭伤小偏方

取生半夏100克碾成极细的细末，装入小口瓷瓶中，用黄蜡封口。当遇到皮肤青肿、痛不可忍时，就取出药粉以清水
调成糊状，然后敷于痛处。一夜即可见效，再敷一次即可缓解。

落枕 ·风池穴 ·肩井穴 ·内关穴

落枕又叫"失枕"，是以颈部疼痛、颈项僵硬、转侧不便为主要表现的颈部软组织急性扭伤或炎症。这种病症经常发生，好发于青壮年人群，在冬、春季较为多见。落枕与睡眠及睡姿有密切关系，人们在入睡之前，不会有任何症状，但在第二天早晨起床后，会感到颈背部的肌肉明显酸痛，脖子的活动受到了限制。

🔍 发病机制

落枕的病因主要有以下几个方面：一是肌肉扭伤，如睡眠姿势不佳，使头颈长时间处于过度偏转的位置，或睡眠时枕头过高、过低或过硬，使头颈处于过伸或过屈状态，均可引起颈部一侧肌肉紧张，使颈椎小关节扭错，时间较长即可发生静力性损伤，使伤处气血运行不畅而导致落枕；二是感受风寒，如睡眠时受寒，使颈背部气血凝滞、筋络痹阻，而导致颈部肌肉僵硬疼痛、活动不利；三是某些颈部外伤，也可导致肌肉保护性收缩以及关节扭挫，而引起落枕；四是颈椎病患者稍感风寒或睡姿不良，即可引发本病，甚至可反复落枕。

😊 临床症状

落枕的临床表现为早晨起床后感到颈后部、上背部疼痛不适；以一侧为多，有的患者两侧都会发生；多出现颈部僵硬、屈伸受到限制、不能自由旋转的症状，颈部活动时伤侧疼痛加剧。严重者痛感可能放射至头部、下背部甚至臂部，有的甚至出现俯仰困难；头一般偏向病侧，肌肉有触痛感，浅层肌肉有痉挛现象，摸起来有"条索感"。落枕起病急、病程短，一般1周内就能自愈。

推荐食物

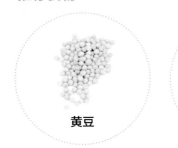

黄豆

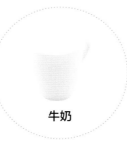

牛奶

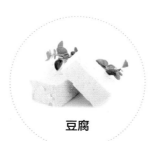

豆腐

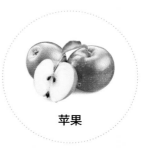

苹果

落枕患者的日常护理

落枕后不可盲目剧烈活动脖子，尤其是老年人，切不可做甩头的动作。经常落枕者要适当调整枕头的高低和软硬，改变睡眠姿势。秋冬季节注意对颈部的保暖，防止颈肩部受凉；夏季空调温度不能太低。在生活中保持正确的姿势，颈部保持正直，微微前倾，不要扭转、倾斜，避免低头时间过长。此外，要注意避免颈部损伤。

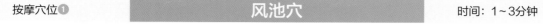

按摩穴位❶ | 风池穴 | 时间：1～3分钟

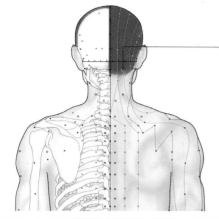

位于后颈部，后头骨下，两条
大筋外缘陷窝中，相当于耳垂
齐平

按摩方法
用大拇指指腹，由下往上揉按穴位，有酸、胀、痛
的感觉，重按时鼻腔有酸胀感。每天早晚各揉按1
次，每次左右各(或双侧同时)揉按1～3分钟。

按摩穴位❷ | 肩井穴 | 时间：1～3分钟

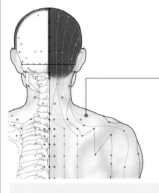

人体的肩上，前直乳
中，大椎与肩峰端连
线的中点，即乳头正
上方与肩线交接处

按摩方法 用中指的指腹向下按揉，有酸麻、胀痛的
感觉。每天早晚各1次，每次左右穴位各按揉1～3
分钟。

按摩穴位❸ | 内关穴 | 时间：1～3分钟

位于前臂正中，腕横纹
上2寸，在桡侧屈腕肌
腱同掌长肌腱之间

按摩方法 用拇指指尖或指甲尖垂直掐按穴位，有特
别酸、胀和微痛的感觉。每天早晚各1次，左右穴位
各掐按1～3分钟。

治疗落枕小偏方

葛根30克，菊花、粉丹皮各15克，生白芍24克，柴胡12克，生甘草9克。以上诸药一同用适量水煎煮，然后加红糖
30克，一次服下。服后卧床休息1小时（以全身稍发汗为度），即可缓解。

肩周炎 ·中府穴 ·肩髃穴 ·天宗穴

肩周炎，也叫"肩关节周围炎"或"五十肩"，是指由人体肩关节周围慢性无菌性炎症而引发肩关节疼痛、活动受限等症状的疾病。肩周炎常因天气变化及劳累而诱发，以后逐渐发展为持续性疼痛，并逐渐加重。发病人群多为50岁左右的体力劳动者，女性多于男性，左侧多于右侧，也有两侧先后发病的情况。

发病机制

肩关节的关节囊较为松弛，关节的稳定性要靠周围的肌肉、肌腱和韧带的力量来维持，但肌腱本身的血液供应较差，并且会随年龄的增长而发生退行性改变，再加上肩关节活动比较频繁，因而易发生慢性劳损，从而导致原发性肩周炎的发生。长期过度活动，姿势不良等所产生的慢性致伤力也是肩周炎的诱发因素。肩部外伤处理、治疗、恢复不当，也会引发肩周炎。颈椎病，心、肺、胆道疾病发生的肩部牵涉痛，因原发病长期不愈，使肩部肌肉持续性痉挛、缺血，最终导致肩周炎。

临床症状

肩周炎的症状主要表现为肩部疼痛，有阵发性或持续性之分。急性期疼痛剧烈、昼轻夜重、夜不能寐、不能向患肢侧卧，严重者有触痛且疼痛时出汗，部分患者疼痛可向前臂或颈部放射；肩关节活动受限，尤其不能进行外展、外旋、后伸等动作，病情严重者不能进行刷牙、洗脸、梳头、脱衣等日常行为，甚至会导致局部肌肉萎缩。肩周炎患者的肩部一年四季怕冷，夏天也不敢吹风，肩关节周围有明显的压痛点。

推荐食物

玉米

红枣

牛奶

菠菜

肩周炎患者的日常护理

肩周炎患者可进行自我按摩，每日1次，坚持1~2个月就可见效果。要避免过度劳累，不要提重物；注意肩关节周围的保暖，避免受寒或意外损伤。饮食上，多食用一些具有祛散寒湿、通利关节、温经止痛功效的食物；补充钙质，多吃牛奶、鸡蛋、豆制品等。加强功能锻炼。患者如果营养摄入充分，加上适当锻炼，肩周炎常可不药而愈。

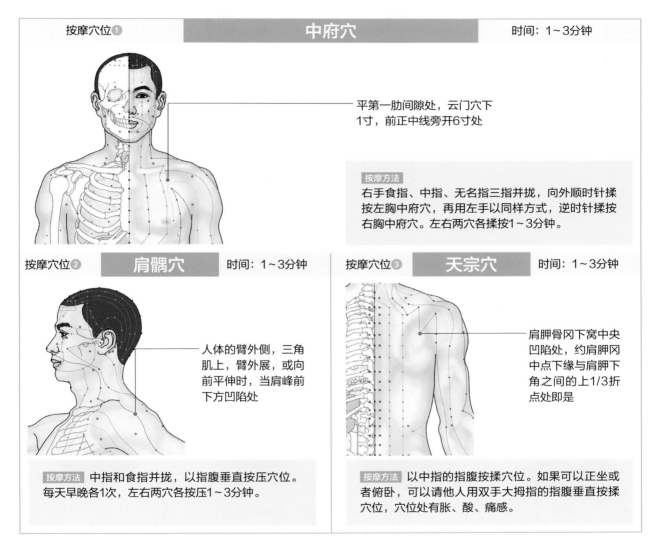

按摩穴位❶ 中府穴 时间：1～3分钟

平第一肋间隙处，云门穴下1寸，前正中线旁开6寸处

按摩方法 右手食指、中指、无名指三指并拢，向外顺时针揉按左胸中府穴，再用左手以同样方式，逆时针揉按右胸中府穴。左右两穴各揉按1～3分钟。

按摩穴位❷ 肩髃穴 时间：1～3分钟

人体的臂外侧，三角肌上，臂外展，或向前平伸时，当肩峰前下方凹陷处

按摩方法 中指和食指并拢，以指腹垂直按压穴位。每天早晚各1次，左右两穴各按压1～3分钟。

按摩穴位❸ 天宗穴 时间：1～3分钟

肩胛骨冈下窝中央凹陷处，约肩胛冈中点下缘与肩胛下角之间的上1/3折点处即是

按摩方法 以中指的指腹按揉穴位。如果可以正坐或者俯卧，可以请他人用双手大拇指的指腹垂直按揉穴位，穴位处有胀、酸、痛感。

解析肩髃穴

　　肩髃穴归属于手太阳大肠经，具有通经活络、疏散风热的功效。髃，骨间凹陷的意思，因为此穴位于肩端关节的凹陷处，所以称肩髃穴。肩髃穴是治疗肩周炎的特效穴。如果长期按摩此穴，对于中风、偏瘫、高血压、多汗症、不能提物、手臂无力等病症，都具有很好的调理保健效果。肩髃穴若与合谷穴、经渠穴、内关穴、后溪穴、中渚穴配伍使用，对肩周炎的治疗效果更佳。

颈椎病 ·风府穴 ·天柱穴 ·大杼穴

颈椎病又称作"颈椎综合征"，是颈椎骨关节炎、增生性颈椎炎、颈神经根综合征、颈椎间盘脱出征的总称。作为常见疾病，颈椎病以退行性病理改变为基础，大多由于颈椎长期劳损、骨质增生等导致颈椎脊髓、神经根受压而引起的一系列功能障碍。颈椎病常见于50岁以上的中老年人，发病率随年龄增长而增加。

🔍 发病机制

中医认为，颈椎病的原因在于颈部"伤筋"，主要是由于积劳成伤、气血阻滞、肝肾损伤，使经脉失养、筋骨失利所致。

现代医学则认为，颈椎长期劳损、骨质增生，或颈椎间盘脱出、韧带增厚，均可导致颈椎脊髓、神经根或椎动脉受压，进而出现一系列功能障碍，造成颈椎病；椎节松动、骨刺、继发性椎管狭窄等也会刺激或压迫附近的动脉而引起颈椎病。此外，长期低头工作、姿势不当、急速冲撞所造成的颈部伤害，颈部急、慢性损伤，颈椎退行性改变，颈部外伤和慢性酸痛等，都可能引发颈椎病。

⊕ 临床症状

颈椎病的临床症状比较复杂，主要表现为头颈、肩背部疼痛，疼痛可放射至头枕部和上肢；颈部僵硬、活动受限，上肢无力、手指发麻，下肢乏力、行走困难；还伴随有头晕、恶心、呕吐、视物模糊、心跳过速及吞咽困难等症状，严重者会导致下肢瘫痪或猝倒。颈椎病的症状时轻时重，当颈椎病加重至不可逆转时，会严重影响人们的工作和生活。

推荐食物

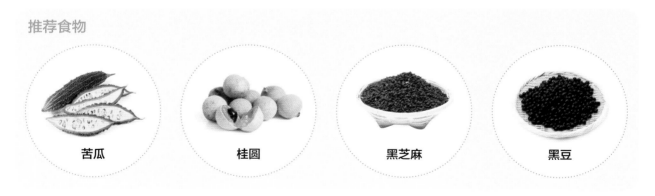

| 苦瓜 | 桂圆 | 黑芝麻 | 黑豆 |

颈椎病患者的日常护理

按摩疗法是对颈椎病较为有效的治疗措施，能缓解颈肩肌群的紧张及痉挛，恢复颈椎活动；热敷能够改善血液循环，缓解肌肉痉挛，消除肿胀，有助于按摩治疗后患椎的稳定，但急性期患者疼痛症状较重时不宜做热敷治疗。此外，应当尽量减少在低温或者潮湿的环境下低头工作的时间，也应避免长时间吹空调和电风扇。

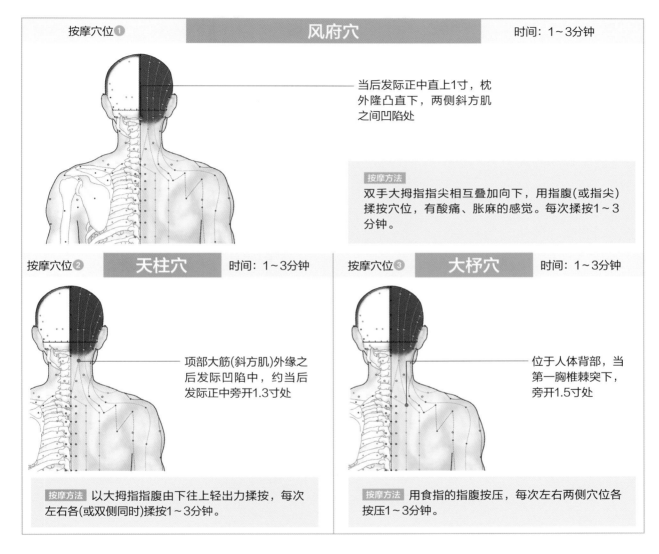

按摩穴位❶ 　风府穴　时间：1~3分钟

当后发际正中直上1寸，枕外隆凸直下，两侧斜方肌之间凹陷处

按摩方法
双手大拇指指尖相互叠加向下，用指腹（或指尖）揉按穴位，有酸痛、胀麻的感觉。每次揉按1~3分钟。

按摩穴位❷ 　天柱穴　时间：1~3分钟

项部大筋(斜方肌)外缘之后发际凹陷中，约当后发际正中旁开1.3寸处

按摩方法 以大拇指指腹由下往上轻出力揉按，每次左右各(或双侧同时)揉按1~3分钟。

按摩穴位❸ 　大杼穴　时间：1~3分钟

位于人体背部，当第一胸椎棘突下，旁开1.5寸处

按摩方法 用食指的指腹按压，每次左右两侧穴位各按压1~3分钟。

解析天柱穴

　　天柱穴归属于足太阳膀胱经。天有两个意思，一是指穴内的物质为天部阳气，二是指穴位内的气血作用于人的头颈；柱，支柱的意思，支撑重物的坚实之物，比喻穴位内气血饱满坚实。"天柱"的意思就是膀胱经的气血在此处呈坚实饱满之状，颈项受其气才可承受头部重量，如同头上的支柱一样。按摩这个穴位，对头痛、颈椎病、肩背疼痛、脑出血、鼻塞等病症都具有较好的疗效。

急性胸肋疼痛 ·天宗穴 ·天池穴 ·章门穴

所谓的急性胸肋疼痛，即人们俗称的"岔气"，是由于在不正确的姿势下扭转胸部，导致某肋椎关节错位，而发生一侧胸部疼痛、呼吸受限的症状。岔气常发生在体育运动尤其是跑步中，多发生在右下肋部，且伴有胸肋疼痛、胸闷不适、咳嗽等症状，一般在运动停止后会自然消失。

🔍 发病机制

导致急性胸肋疼痛症状的源头在于人体呼吸时的膈肌和肋间肌的状态，肌肉在剧烈活动时会进入紧张状态，而内脏器官不能同步提供肌肉活动所需的养料和氧气，因此引起肋间肌痉挛，人的胸部两侧便会触发痛感。人们在进行搬举、扛抬、推拉、跳跃、攀高等动作时，用力过猛或者用力不当，导致胸壁软组织挫伤、肋间关节错位，也可引发胸闷不适、呼吸疼痛。此外，没有运动习惯的人，在寒冷的气候下，因活动量过大而出汗，导致体内的氯化钠含量迅速降低，也容易产生岔气。

😀 临床症状

急性胸肋疼痛属于内伤范畴，临床表现为胸部闷胀作痛，没有固定痛点，疼痛面积较大；在深呼吸、咳嗽以及转侧活动时，因胸部受到牵制而疼痛加剧；胸部会有针扎感或顶压感，常伴有呼吸急促、烦闷不安、胸背部牵引作痛等症状；一般情况下，胸部外观没有红肿、压痛等体征。急性胸肋疼痛严重时，可使患者气血同时受损，血脉破裂而致咯血；或血留肋下；或积于胸内，如不能正确治疗，易引发虚痨之症。

推荐食物

| 胡萝卜 | 香菇 | 瘦肉 | 芹菜 |

急性胸肋疼痛患者的日常护理

急性胸肋疼痛多由运动前准备不足所致，可以通过调整呼吸来预防，如以深呼吸的方式吸进大量氧气，以满足运动时对氧气的需要，使呼吸肌放松以消除疼痛。冬天锻炼时，尽量用鼻子呼吸，防止冷空气过分刺激呼吸道。在活动前做好准备工作，使呼吸肌适应较快频率的收缩，不致引起痉挛。

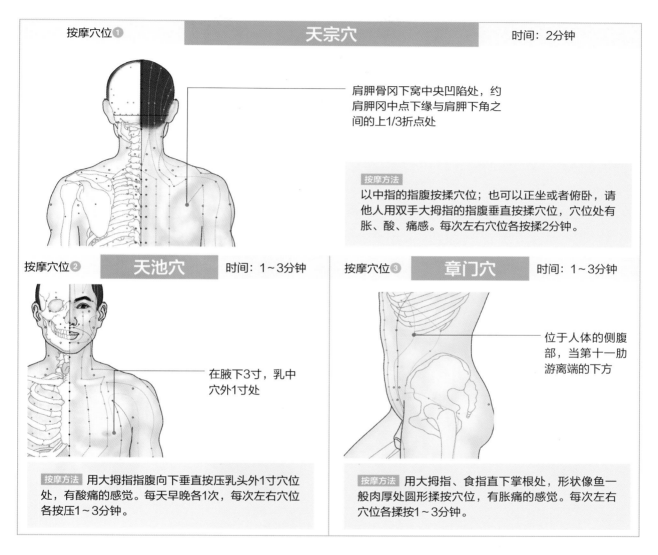

按摩穴位❶ 　　　天宗穴　　　时间：2分钟

肩胛骨冈下窝中央凹陷处，约
肩胛冈中点下缘与肩胛下角之
间的上1/3折点处

按摩方法
以中指的指腹按揉穴位；也可以正坐或者俯卧，请
他人用双手大拇指的指腹垂直按揉穴位，穴位处有
胀、酸、痛感。每次左右穴位各按揉2分钟。

按摩穴位❷ 　天池穴　时间：1~3分钟

在腋下3寸，乳中
穴外1寸处

按摩方法 用大拇指指腹向下垂直按压乳头外1寸穴位
处，有酸痛的感觉。每天早晚各1次，每次左右穴位
各按压1~3分钟。

按摩穴位❸ 　章门穴　时间：1~3分钟

位于人体的侧腹
部，当第十一肋
游离端的下方

按摩方法 用大拇指、食指直下掌根处，形状像鱼一
般肉厚处圆形揉按穴位，有胀痛的感觉。每次左右
穴位各揉按1~3分钟。

解析天池穴

　　天池穴归属于手厥阴心包经。天，天部的意思；池，储液之池。"天池"的意思是指心包外输的高温水气在此处
穴位冷凝为地部经水，而本穴气血既处高位又为经水，所以名为"天池"。长期按摩这个穴位，可以有效缓解胸肋疼
痛、心烦、气喘、腋下肿痛、疟疾等病症，而且还可以治疗心脏外膜炎、腋腺炎、目视不明、咳嗽、乳腺炎、热病汗
不出等病症。

急性腰扭伤 ·肾俞穴 ·承筋穴 ·委中穴

急性腰扭伤，是指人体腰椎两侧的肌肉、筋膜、韧带等软组织以及椎间小关节、腰骶关节因为腰部用力时姿势不当或突受暴力而遭受的损伤，也就是人们生活中常说的"闪腰"。此症常发生在搬抬重物等腰部肌肉强力收缩时。急性腰扭伤会使腰骶部肌肉的附着点、骨膜、筋膜和韧带等软组织发生撕裂，中老年人为易发人群。急性腰扭伤是按摩疗法中常见的对症疾病之一。

🔍 发病机制

两人搬抬重物的时候，动作不协调或某一人突然失足或不平衡，导致重物的重量忽然加在其他人身上；或者跌扑、撞击时腰部遭受强力扭转；或者走在路上不小心滑倒、迅速闪避转身时促使腰部前屈、下肢伸直；甚至咳嗽、打喷嚏时等动作过猛，不慎牵扯到腰部的肌肉与软组织，这些因素都有可能引发急性腰扭伤。

☺ 临床症状

急性腰扭伤患者伤后会立即出现腰部的持续性剧痛，次日会因局部出血、肿胀，而使腰痛更为严重；也有的患者只是轻微扭转一下腰部，当时并无明显痛感，但休息后的次日感到腰部疼痛。患者在转身、弯腰拾物时，痛苦倍增；腰椎活动的范围明显减小；脊椎多向患侧方向倾斜；腰部在前屈、后伸或是侧屈时，疼痛加重并受到限制。患者腰部不能正常挺直、俯、仰、扭转等，静止时疼痛稍减，但痛感会随咳嗽、打喷嚏、大小便而加剧。检查时，局部肌肉紧张、压痛及牵引痛明显，但无淤血现象。

推荐食物

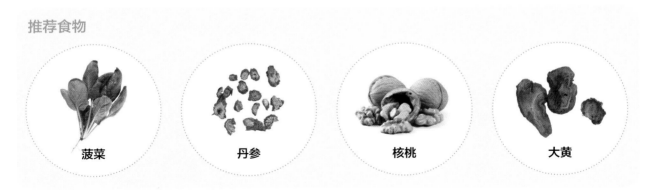

菠菜　　　　丹参　　　　核桃　　　　大黄

急性腰扭伤患者的日常护理

易患急性腰扭伤者要避免长时间弯腰工作，久坐、久蹲后不要突然站起或直腰。加强劳动保护，在进行扛、抬、搬、提等重体力劳动时，应避免腰部过度疲劳或用力不当，不要过度弯腰，被搬抬物体的重心一定要离身体近一些。睡觉时宜选择硬板床，起床后可进行适当的腰部运动，并避免腰部受凉。

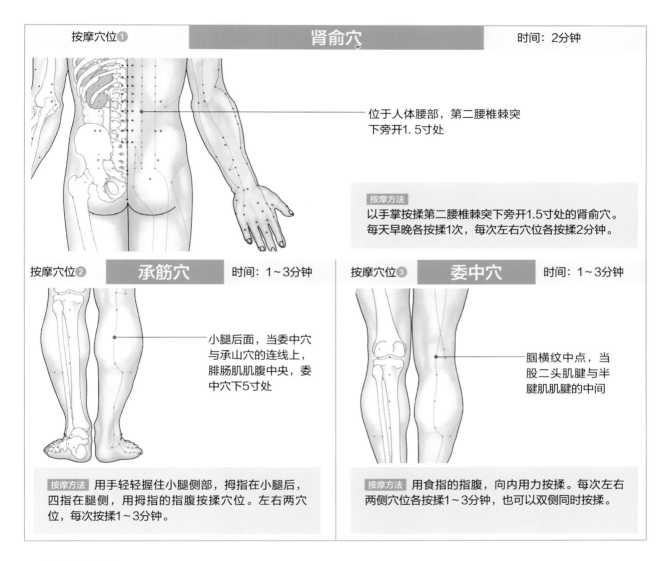

按摩穴位❶ | 肾俞穴 | 时间：2分钟

位于人体腰部，第二腰椎棘突
下旁开1.5寸处

按摩方法
以手掌按揉第二腰椎棘突下旁开1.5寸处的肾俞穴。
每天早晚各按揉1次，每次左右穴位各按揉2分钟。

按摩穴位❷ | 承筋穴 | 时间：1~3分钟

小腿后面，当委中穴
与承山穴的连线上，
腓肠肌肌腹中央，委
中穴下5寸处

按摩方法 用手轻轻握住小腿侧部，拇指在小腿后，
四指在腿侧，用拇指的指腹按揉穴位。左右两穴
位，每次按揉1~3分钟。

按摩穴位❸ | 委中穴 | 时间：1~3分钟

腘横纹中点，当
股二头肌肌腱与半
腱肌肌腱的中间

按摩方法 用食指的指腹，向内用力按揉。每次左右
两侧穴位各按揉1~3分钟，也可以双侧同时按揉。

解析承筋穴

　　承筋穴归属于足太阳膀胱经，具有舒筋活络、强健腰膝、清泻肠热的功效。承，承受的意思；筋，肝所主的风。
"承筋"的意思是指膀胱经的上行阳气在此穴化风而行。当发生急性腰扭伤的时候，按摩此穴，可以使病痛立刻得以
缓解。如长期按摩此穴，还可以治疗下肢麻痹、坐骨神经痛、腰背拘急、痔疮、脱肛、便秘等症。承筋穴若与环跳
穴、殷门穴、委中穴、阳陵泉穴、昆仑穴配伍使用，对下肢麻痹的疗效会更好。

背部软组织损伤 ·风门穴 ·肺俞穴 ·天宗穴

背部软组织损伤，是指人体的背部肌肉、肌腱以及肩胛骨周边肌腱、韧带等组织结构因急性外伤、慢性劳损或疾病病理等原因造成的损伤。根据产生原因可分为扭伤和挫伤，根据发病时间可分为急性和慢性。背部软组织损伤的轻重程度常与身体劳逸有很大关系，过度用力或久坐之后，症状会明显加重。

发病机制

背部软组织损伤，属于骨科疾病之一，主要是人体在进行各类行为、活动的过程中，直接（或间接）遭遇瞬间闪挫、扭转等突发暴力，或长时间反复做承受一定强度的动作而引发的肩背部或肩胛骨周边肌肉、肌腱、韧带的损伤。所以，外伤、过度劳累或外邪因素是造成背部软组织损伤的主要因素，多发于斜方肌及菱形肌部位；而且，受寒、感冒、饮酒等均会使疼痛加重或反复发作，故应及早治疗。中医认为，软组织损伤是由局部的气滞血淤、脉络淤阻所致。

临床症状

背部软组织损伤的主要症状是肩背部肌肉与肌腱僵硬无力，有轻微或明显的痛感，可放射至颈肩部，活动时痛感加剧；重症患者有时甚至出现局部肌肉肿胀、疼痛剧烈，导致肢体功能障碍、肢体活动受限等症状。背部软组织损伤的疼痛程度与暴力的性质和程度、受伤部位神经的分布及炎症反应的强弱有关。由于软组织损伤后容易发生增生、纤维化，并形成慢性劳损，因此所需康复的时间较长。

推荐食物

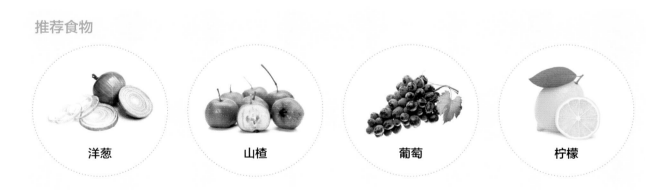

| 洋葱 | 山楂 | 葡萄 | 柠檬 |

背部软组织损伤患者的日常护理

背部软组织损伤易受外界影响而反复发作，所以要多休息、少工作，并注意背部保暖。可以坚持用热毛巾做局部按摩和热敷，每日2次，每次至少15分钟，2个星期后可有效果。此外，在饮食上也应多加注意，忌烟与烈酒，应少吃甜食、油腻与辛辣刺激性食物；多食用葡萄、柠檬、菠萝、葡萄柚、山楂、洋葱等具有活血化淤功效的食物。

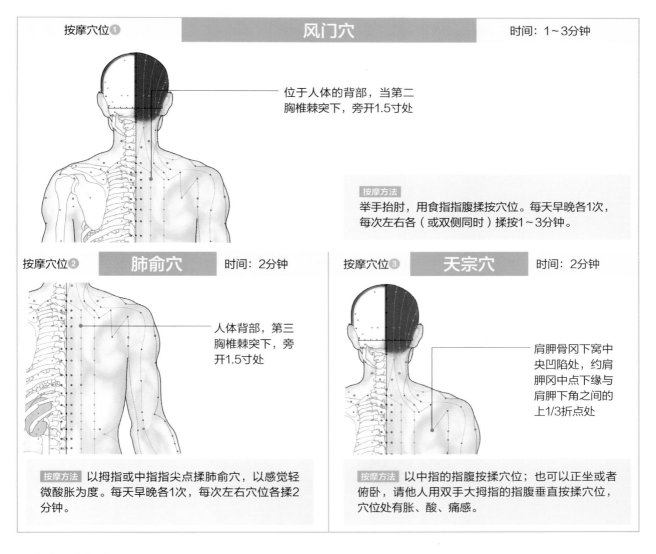

按摩穴位❶

风门穴

时间：1~3分钟

位于人体的背部，当第二胸椎棘突下，旁开1.5寸处

按摩方法
举手抬肘，用食指指腹揉按穴位。每天早晚各1次，每次左右各（或双侧同时）揉按1~3分钟。

按摩穴位❷ | 肺俞穴 | 时间：2分钟

人体背部，第三胸椎棘突下，旁开1.5寸处

按摩方法 以拇指或中指指尖点揉肺俞穴，以感觉轻微酸胀为度。每天早晚各1次，每次左右穴位各揉2分钟。

按摩穴位❸ | 天宗穴 | 时间：2分钟

肩胛骨冈下窝中央凹陷处，约肩胛冈中点下缘与肩胛下角之间的上1/3折点处

按摩方法 以中指的指腹按揉穴位；也可以正坐或者俯卧，请他人用双手大拇指的指腹垂直按揉穴位，穴位处有胀、酸、痛感。

解析肺俞穴

　　肺俞穴归属于足太阳膀胱经，具有调补肺气、补虚清热的功效。肺，指肺脏；俞，输也。"肺俞"的意思是指肺脏的湿热水汽由此外输膀胱经。坚持长期按摩此穴，对背部软组织损伤的患者来说会有较好的缓解和改善作用。此外，按摩此穴还可以治疗肺炎、支气管炎、肺结核等肺经及呼吸道疾病。肺俞穴若与丰隆穴、内关穴、膻中穴配伍使用，还能治疗咳嗽痰喘；若与天突穴、俞府穴、鱼际穴配伍使用，还能治疗咽炎。

腓肠肌损伤 ·委中穴 ·委阳穴 ·承山穴

腓肠肌俗称"小腿肚子"，是指小腿后面浅层的大块肌肉，腓肠肌由两块分别起自胫、腓骨上端后面的肌肉组成，两块肌肉在小腿中部结合，然后向下移成为粗壮的跟腱，对人的直立和行走起着重要作用。当人体进行剧烈运动而受到外力牵拉或者过度疲劳时，就会产生腓肠肌损伤。根据医学调查统计，老年人最可能发生此类小腿疼痛、痉挛等病症。

发病机制

腓肠肌损伤属于运动伤，多发生于球类、跳跃类或跨越运动中，一般多与外伤、剧烈运动或长时间运动等因素有关，且多为急性间接暴力所导致。具体来说，当脚踝关节遭受到极度外力拉伸牵引时，肌肉主动收缩的应力与外力对抗不平衡，腓肠肌会因急速牵拉或肌肉过度疲劳而受到损伤；当下肢进行爆发式用力蹬跳或者运动前准备活动不充分或长时间进行紧张训练，都会使腓肠肌因过度疲劳而致伤。

临床症状

腓肠肌损伤的主要表现为伤后疼痛明显，疼痛部位常集中在小腿中段肌腹与肌腱交接处，有时候部分疼痛可发生在肌腹处。腓肠肌损伤主要分为腓肠肌撕裂、腓肠肌强直收缩、腓肠肌压痛、腓肠肌痉挛性疼痛等类型。由于腓肠肌损伤的部位在愈合的过程中会产生瘢痕化、短缩等现象，如果不能及时正确医治，受伤的腓肠肌会在以后的行走和活动中被反复拉伤。

推荐食物

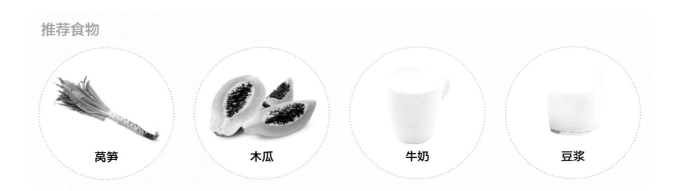

莴笋　　　　　木瓜　　　　　牛奶　　　　　豆浆

腓肠肌损伤患者的日常护理

腓肠肌损伤发生后，首先应当进行冰敷或其他冷处理，用绷带适当用力包扎以防止肿胀；同时注意放松损伤部位的肌肉，尽量抬高伤肢，可服用一些止痛类药物。拆除包扎后，可根据伤情外贴活血消肿的膏药，适当热敷或进行局部按摩，疼痛减轻后可做弓箭步等腓肠肌牵拉动作。若肌肉拉伤严重，发生肌肉断裂，则需抓紧时间去医院手术治疗。

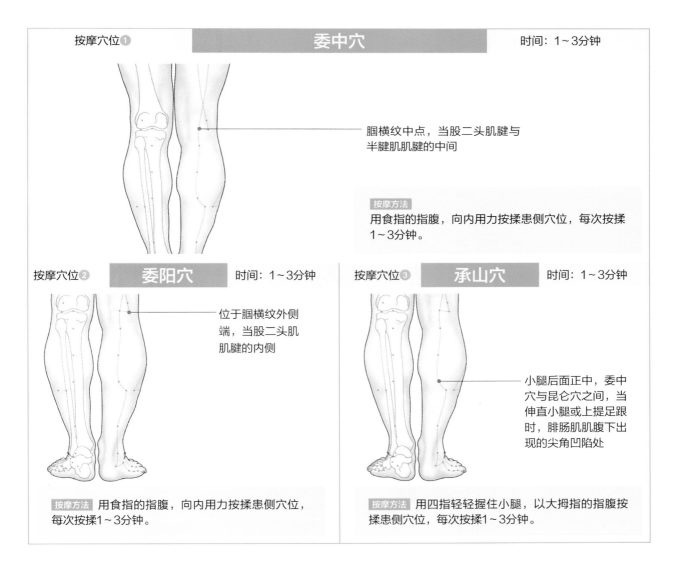

按摩穴位❶ 　　　　委中穴　　　　时间：1～3分钟

腘横纹中点，当股二头肌腱与
半腱肌肌腱的中间

按摩方法 用食指的指腹，向内用力按揉患侧穴位，每次按揉
1～3分钟。

按摩穴位❷ 　委阳穴　 时间：1～3分钟

位于腘横纹外侧
端，当股二头肌
肌腱的内侧

按摩方法 用食指的指腹，向内用力按揉患侧穴位，
每次按揉1～3分钟。

按摩穴位❸ 　承山穴　 时间：1～3分钟

小腿后面正中，委中
穴与昆仑穴之间，当
伸直小腿或上提足跟
时，腓肠肌肌腹下出
现的尖角凹陷处

按摩方法 用四指轻轻握住小腿，以大拇指的指腹按
揉患侧穴位，每次按揉1～3分钟。

解析委阳穴

　　委阳穴归属于足太阳膀胱经，具有益气补阳、通利三焦、舒筋活络的功效。委，堆积的意思；阳，阳气的意思。
"委阳"的意思就是指膀胱经的天部阳气在此聚集。如果发生腓肠肌损伤，那么按摩此穴，立刻会使疼痛得到缓解。
除此之外，长期坚持按摩此穴，还可以治疗腰脊强痛、腹满、小便不利等病症。委阳穴若与殷门、阴陵泉、行间诸穴
配伍使用，对腰痛的治疗效果更佳。

踝关节扭挫伤　·太溪穴　·解溪穴　·公孙穴

踝关节扭挫伤是指人体踝关节周围肌腱、韧带因遭受突发暴力被扭挫、拉伸而出现的损伤。踝关节作为人体与地面接触的主要负重关节，在日常生活和体育运动中最容易受伤，踝关节扭挫伤发生率占运动损伤的40%，多发于青壮年。踝关节扭挫伤可分为外侧和内侧韧带损伤，严重的话会出现踝关节周围肌肉部分撕裂或完全断裂，甚至发生撕脱性骨折。

🔍 发病机制

身体失去重心时落地，行走、跑步或下楼，因路面不平或地面有障碍物，足部受力不稳、不慎被绊倒或跌倒，致使踝关节突然向内或向外翻转，超过了关节活动的正常生理范围，致使外侧或内侧韧带受到强力的牵拉而发生损伤，一般以内翻损伤较为多见。此外，运动前没有做充足的准备活动，使踝关节肌肉韧带没有活动开；关节韧带的弹性和伸展性与运动的强度不适应；跳跃落地时姿势不当等因素，均可导致踝关节扭挫伤。

⊕ 临床症状

通常症状表现为患者踝部关节疼痛、肿胀明显、行走困难，外踝或内踝处有明显压痛点，局部皮下淤血、青紫，踝关节被动内翻或外翻并背屈时疼痛加重；严重时甚至可伴随外踝骨折等情况。内翻引起的外侧韧带损伤的临床表现是外踝侧疼痛、肿胀、跛行，受伤部位有压痛感；由足部强力外翻引起的内侧韧带损伤发生较少，临床表现与外侧韧带损伤相似，但位置和方向与其相反。

推荐食物

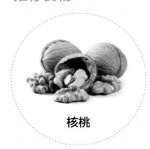

核桃

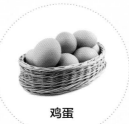

鸡蛋

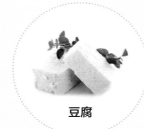

豆腐

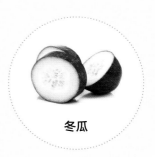

冬瓜

踝关节扭挫伤患者的日常护理

踝关节损伤较轻时，2~3天后可外敷具有消肿、止痛、化淤功效的药物；适当休息，注意保护踝部以免引起反复扭伤、关节软骨损伤或创伤性关节炎。如踝关节损伤较重，可用绷带包扎，使踝关节保持外翻位置，以使韧带松弛，需固定3周左右。若发生踝部骨折，且复位不良，则需采取手术方式进行复位和内固定。

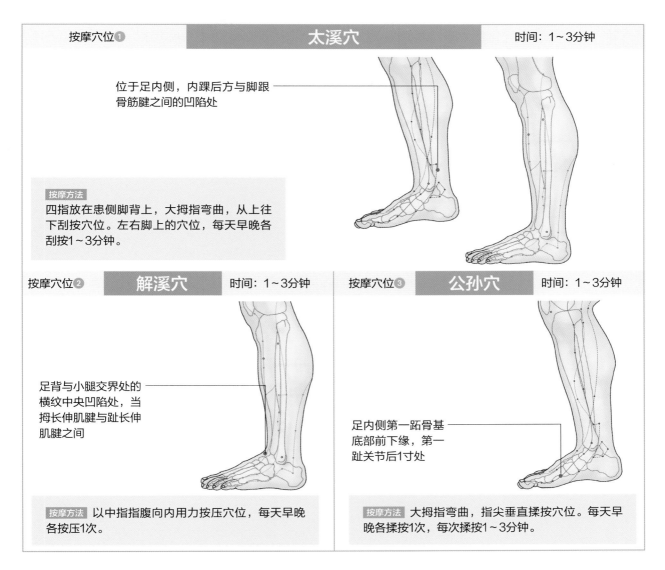

| 按摩穴位❶ | 太溪穴 | 时间：1~3分钟 |

位于足内侧，内踝后方与脚跟
骨筋腱之间的凹陷处

按摩方法
四指放在患侧脚背上，大拇指弯曲，从上往
下刮按穴位。左右脚上的穴位，每天早晚各
刮按1~3分钟。

| 按摩穴位❷ | 解溪穴 | 时间：1~3分钟 |

足背与小腿交界处的
横纹中央凹陷处，当
拇长伸肌腱与趾长伸
肌腱之间

按摩方法 以中指指腹向内用力按压穴位，每天早晚
各按压1次。

| 按摩穴位❸ | 公孙穴 | 时间：1~3分钟 |

足内侧第一跖骨基
底部前下缘，第一
跖关节后1寸处

按摩方法 大拇指弯曲，指尖垂直揉按穴位。每天早
晚各揉按1次，每次揉按1~3分钟。

治疗踝关节扭挫伤小偏方

1. 取适量韭菜入土部位的新鲜根须（具体数量以损伤部位、大小而定）洗净、捣烂，再加入适量面粉，用黄酒
（白酒亦可）调成稠糊状，敷在扭伤部位，厚1~1.5毫米。然后用纱布覆盖，并用绷带包扎好。每天换药1次。

2. 取八角枫叶适量，研成细末，与醋调和成糊饼状，外敷于患处，并用绷带固定，每天换药1次。

肩关节扭挫伤 ·肩井穴 ·肩髃穴 ·天宗穴

肩关节属于球窝关节，能做多轴性灵活运动，主要负责人体臂部的屈、伸、外展、内收、外旋、内旋、环转等活动，虽然肩关节的运动范围较大，但稳固性差。肩关节扭挫伤是指人体在从事各类活动的过程中，肩部遭受闪挫、扭转或强烈的暴力冲击而导致的肩部软组织损伤。肩关节扭挫伤可在任何年龄段发生。

🔍 发病机制

肩关节扭挫伤的发生部位多在肩部上方或外侧方，多因为人体猛然做出扑倒、闪挫、冲撞、扭转等动作而造成的。由于刚开始主要表现为肩部软组织挫伤，通常受伤后症状轻微，患者甚至觉得其所引发的局部淤肿和痛感在短时间内有着逐渐消退、减轻的迹象；但如不及时治疗，尚未恢复的肢体再继续活动，则很可能出现伤患部位疼痛加重、筋膜粘连，甚至关节活动受限等情况。此外，当上肢突然外展或已外展的上肢受外力使之突然下降，也可使肩关节内部肌腱部分或全部断裂。

⊕ 临床症状

肩关节扭挫伤患者一般有明显的打击、跌碰、牵拉等外伤痕迹。肩部可出现肿胀、疼痛甚至功能障碍；损伤范围如果较广，会出现组织纤维的断裂、局部淤肿、皮下出现青紫色、关节活动功能暂时性受限等症状。一般情况下，扭伤的压痛点多在肌腱、韧带的起止点，挫伤的压痛点则多在损伤部位，主动活动时疼痛会加剧。一般性的挫伤发生时症状并不明显，休息之后才开始疼痛并逐渐加重，症状大多在5天左右减轻。

推荐食物

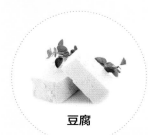

豆腐

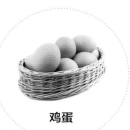

鸡蛋

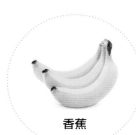

香蕉

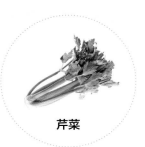

芹菜

肩关节扭挫伤患者的日常护理

在肩关节扭挫伤的早期，应先固定患处，注意休息，减少对肩关节的刺激；损伤较重者，可用颈腕关节吊带悬吊于胸前3~7日，以利于损伤修复。病情稳定后，患者在可承受的疼痛范围内加强做肩关节功能锻炼，如肩部旋转、提拉等；在进行康复训练时，应掌握循序渐进的原则，动作由小到大、由慢到快，在悬吊期内即可进行。

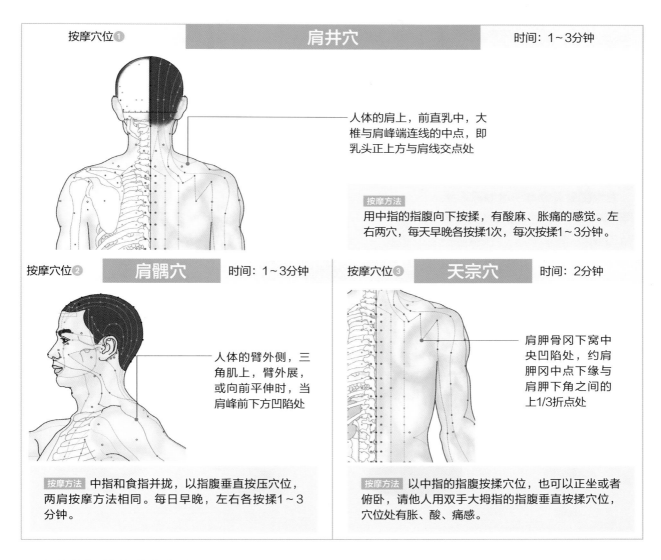

按摩穴位❶ | 肩井穴 | 时间：1~3分钟

人体的肩上，前直乳中，大椎与肩峰端连线的中点，即乳头正上方与肩线交点处

按摩方法
用中指的指腹向下按揉，有酸麻、胀痛的感觉。左右两穴，每天早晚各按揉1次，每次按揉1~3分钟。

按摩穴位❷ | 肩髃穴 | 时间：1~3分钟

人体的臂外侧，三角肌上，臂外展，或向前平伸时，当肩峰前下方凹陷处

按摩方法 中指和食指并拢，以指腹垂直按压穴位，两肩按摩方法相同。每日早晚，左右各按揉1~3分钟。

按摩穴位❸ | 天宗穴 | 时间：2分钟

肩胛骨冈下窝中央凹陷处，约肩胛冈中点下缘与肩胛下角之间的上1/3折点处

按摩方法 以中指的指腹按揉穴位，也可以正坐或者俯卧，请他人用双手大拇指的指腹垂直按揉穴位，穴位处有胀、酸、痛感。

肩关节扭挫伤的急救知识

当肩关节扭挫伤后，患者应立即停止运动，并尽快进行冷处理，如用冷水冲局部；或用毛巾裹冰块冷敷肿痛部位（切忌直接用冰块接触皮肤），然后用绷带适当用力包裹受伤部位，如果现场没有绷带，也可用毛巾或衣服代替，这样可在一定程度上防止肿胀。在简单的处理之后，如果伤势不严重，可根据具体伤情贴敷活血和消除肿胀的膏药。

慢性腰肌劳损 ·肾俞穴 ·委中穴 ·秩边穴

慢性腰肌劳损也被称为"腰背肌筋膜炎""功能性腰痛"等，是一种常见的慢性腰痛疾病，主要是指腰骶部的肌肉、筋膜、韧带等软组织因长期弯腰工作、习惯性姿势不良等因素引起慢性损伤，导致局部无菌性炎症，从而引起腰骶部一侧或两侧的弥漫性疼痛。作为一种积累性损伤，慢性腰肌劳损多见于中老年人，与职业和工作环境有一定关系。

发病机制

慢性腰肌劳损属于腰部肌肉因疲劳过度引起的积累性损伤。当肌肉、筋膜及韧带持续牵拉，使肌肉的压力增加、供血受阻，导致肌纤维在收缩时消耗的能量得不到补充，产生大量乳酸，再加上代谢产物得不到及时清除，积聚过多，从而引发炎症和粘连，日久便可能引起慢性腰痛。隐性骶椎裂等先天性畸形会使部分肌肉和韧带失去附着点，减弱腰骶关节的稳定性而造成部分腰背肌代偿性劳损。长期受风寒湿邪侵袭，会妨碍腰部气血运行，也会引起慢性腰肌劳损。

临床症状

慢性腰肌劳损在休息、适当活动或改变体位后症状减轻，在劳累、阴雨天气或受到风寒湿邪的影响时症状会加重。在进行腰部活动时，有牵掣不适感，不能久坐久站，弯腰后直腰困难，用双手捶击腰部两侧，疼痛感会减轻。当腰肌劳损急性发作时，会出现明显的肌痉挛、腰脊柱侧弯、下肢牵掣作痛等症状。

推荐食物

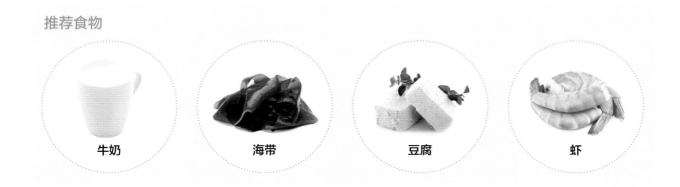

| 牛奶 | 海带 | 豆腐 | 虾 |

慢性腰肌劳损患者的日常护理

慢性腰肌劳损患者应避免寒湿、湿热邪气的侵袭，改善阴冷潮湿的生活、工作环境。尽可能减少站立位负重工作，在劳作过程中要注意尽可能时常变换姿势，不可负重久行。坐、卧、行走都要保持正确的姿势。夜晚就寝时宜睡硬板床，白天可以用宽皮带束腰。日常起居中要注意腰部保暖。在按摩治疗的同时也可以采用牵引及其他治疗方式。

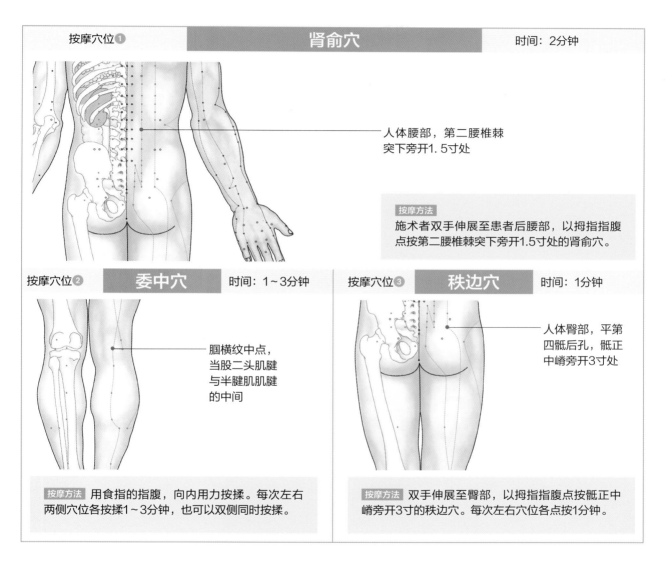

| 按摩穴位❶ | 肾俞穴 | 时间：2分钟 |

人体腰部，第二腰椎棘
突下旁开1.5寸处

按摩方法
施术者双手伸展至患者后腰部，以拇指指腹
点按第二腰椎棘突下旁开1.5寸处的肾俞穴。

| 按摩穴位❷ | 委中穴 | 时间：1~3分钟 |

腘横纹中点，
当股二头肌腱
与半腱肌肌腱
的中间

按摩方法 用食指的指腹，向内用力按揉。每次左右
两侧穴位各按揉1~3分钟，也可以双侧同时按揉。

| 按摩穴位❸ | 秩边穴 | 时间：1分钟 |

人体臀部，平第
四骶后孔，骶正
中嵴旁开3寸处

按摩方法 双手伸展至臀部，以拇指指腹点按骶正中
嵴旁开3寸的秩边穴。每次左右穴位各点按1分钟。

解析肾俞穴

肾俞穴归属于足太阳膀胱经，具有益肾助阳、纳气利水的功效。肾俞穴与肾脏相应，是肾气在腰背部输注、转输之
处，主治肾脏疾患，故名。肾俞穴是肾之精气出入腰背部的门户，故但凡与肾脏有关的疾病，都可取肾俞治之，如妇女
经、带、胎、产诸病，男子遗精、阳痿，肢体痿痹、麻木不仁等。按摩此穴对慢性腰肌劳损也有不错的疗效。肾俞穴若
与翳风穴、耳门穴配伍使用，还可以治疗耳聋、耳鸣。

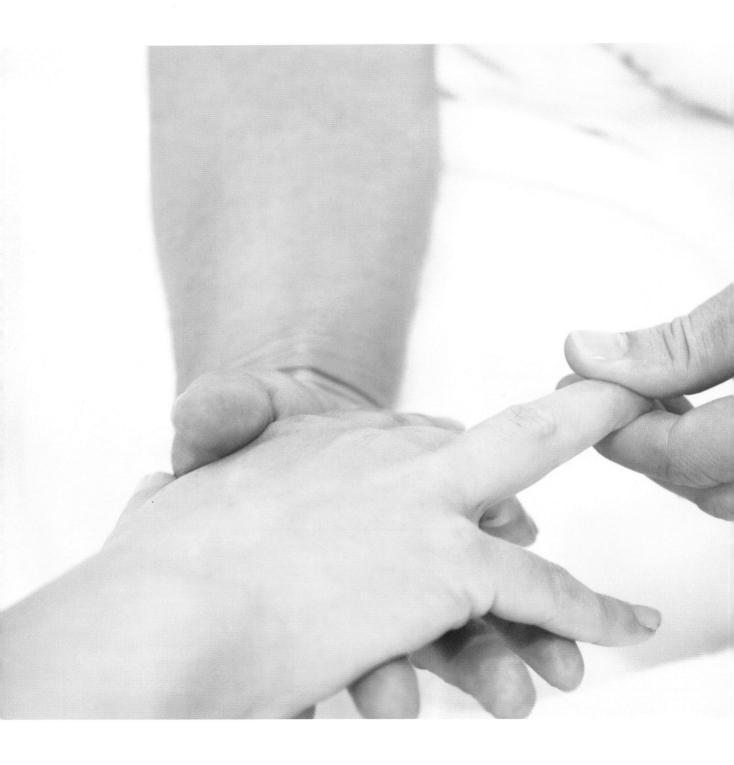

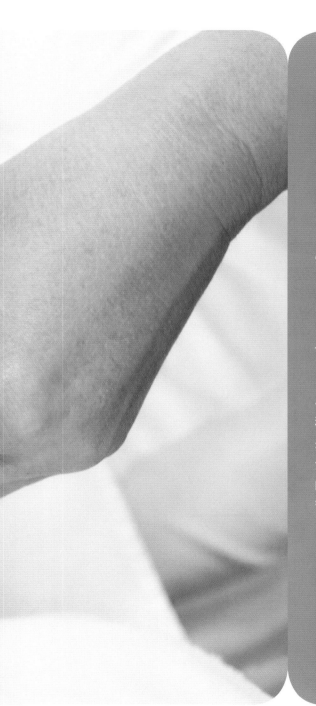

CHAPTER 10

其他常见病症的
穴位按摩

在日常生活中，我们的身体经常会出现一些小毛病，这些小毛病有的称不上是疾病，因为它的症状有的会随着时间的推移慢慢好转或自行痊愈，有的只是身体或者心理方面出现的一些反应。正因为如此，在面对这些身体方面的小问题时，大部分人的做法就是忍。其实，对症按摩对这些小毛病是行之有效的治疗手段，能够有效缓解症状，让我们不必忍受身体的痛苦，轻松面对生活。

牙痛 ·颧髎穴 ·下关穴 ·耳门穴

牙痛属于牙齿疾病的外在反应，是口腔疾患中最常见的症状之一，指牙齿因为各种原因引起的疼痛。牙痛主要分为两种，一种是由牙齿和牙龈本身的直接原因造成的原发性牙痛，一种是由其他疾病引起的并发性牙痛。牙痛发作时，会给人们的生活带来严重影响。

发病机制

现代医学认为，牙痛是由牙龈炎、牙周炎、龋齿或折裂牙而导致牙髓（牙神经）感染所引起的。不注意口腔卫生，不正确的刷牙习惯，会使牙齿受到牙齿周围食物残渣、细菌等物结成的软质的牙垢和硬质的牙石所致的长期刺激，这些都容易导致炎症的产生。此外，体内缺乏维生素也会导致牙痛。

中医认为，牙痛的病因主要有3个：一是风火邪毒侵犯，伤及牙体和牙龈，淤阻脉络导致的，为风热牙痛；二是胃火素盛，又嗜食辛辣，引动胃火循经上蒸牙床，损及脉络导致的，为胃火牙痛；三是肾阴亏损，虚火上炎，牙失荣养导致的，为虚火牙痛。

临床症状

牙痛的主要临床表现为牙齿疼痛、咀嚼困难、遇冷热酸甜疼痛加重、面颊部肿胀、刷牙或吃东西时牙龈易出血等。具体来讲，风热牙痛呈阵发性，遇风发作，牙龈红肿，常有发热、口干症状；胃火牙痛时，牙龈红肿较为严重，可能溃脓渗血、口气臭秽，且大便秘结；虚火牙痛时，牙龈红肿，遇冷热刺激时更痛，面颊部肿胀等。

推荐食物

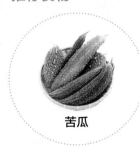

苦瓜

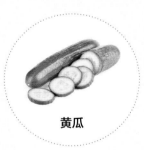

黄瓜

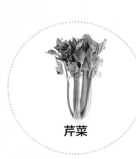

芹菜

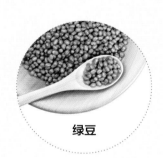

绿豆

牙痛患者的日常护理

在日常生活中要养成良好的习惯，早晚刷牙，饭后漱口，以减少或消除病原菌，创造清洁的口腔环境。多吃富含膳食纤维的食物，充分咀嚼能增强牙周组织的功能，对牙面也有摩擦洁净的作用，可以减少食物残屑堆积；要减少或控制饮食中的糖分，多吃蔬菜和水果。此外，防止蛀牙、牙龈萎缩，保持龈下清洁也能有效预防牙痛。

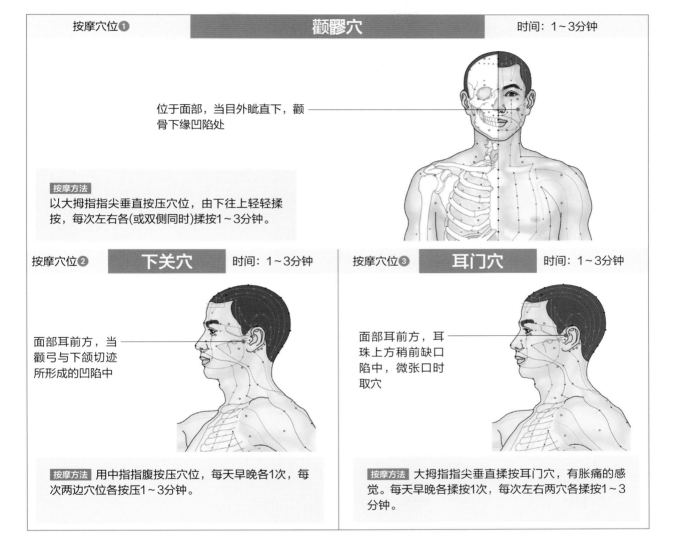

按摩穴位❶ | 颧髎穴 | 时间: 1~3分钟

位于面部, 当目外眦直下, 颧骨下缘凹陷处

按摩方法
以大拇指指尖垂直按压穴位, 由下往上轻轻揉按, 每次左右各(或双侧同时)揉按1~3分钟。

按摩穴位❷ **下关穴** 时间: 1~3分钟

面部耳前方, 当颧弓与下颌切迹所形成的凹陷中

按摩方法 用中指指腹按压穴位, 每天早晚各1次, 每次两边穴位各按压1~3分钟。

按摩穴位❸ **耳门穴** 时间: 1~3分钟

面部耳前方, 耳珠上方稍前缺口陷中, 微张口时取穴

按摩方法 大拇指指尖垂直揉按耳门穴, 有胀痛的感觉。每天早晚各揉按1次, 每次左右两穴各揉按1~3分钟。

解析下关穴

下关穴归属于足阳明胃经, 具有消肿止痛、聪耳通络、疏风清热、通关利窍的功效。下, 是指此处穴位调节的气血物质是属阴、属下的浊重水湿; 关, 关卡的意思。"下关"的意思是指此处穴位对胃经上输头部的气血物质中的阴浊部分具有类似关卡的作用。长期按摩此穴, 对牙痛、口歪、面痛、牙关紧闭、面神经麻痹等病症都有良好的疗效; 此外, 还能缓解眩晕、颊肿等症状。

视疲劳 ·睛明穴 ·瞳子髎穴 ·承泣穴

视疲劳也被称作"眼部疲劳"，一般情况下，主要是指人们长时间用眼，或注意力长时间过度集中而导致眨眼次数减少，眼泪分泌相应减少，并对眼角膜产生刺激时的各种症状。视疲劳导致的眼干、眼涩、眼酸胀、视物模糊甚至视力下降会直接影响人们的工作与生活。若不能及时纠正，视疲劳不但会引起头痛、头重、肩膀僵硬等不适，甚至可能导致近视、散光等严重的眼部疾患。

发病机制

导致视疲劳的原因很多，包括各种生理性和病理性的。当远视、近视、散光、老花眼患者在看远看近时，眼睛都需要动用很大的调节力，使眼睛过分劳累，从而导致视疲劳。缺乏锻炼、营养不良、经常失眠、生活没有规律、烟酒过度、不注意用眼卫生等，均容易导致视疲劳。工作或学习场所照明不足，读写的字迹或工作物过小，目标与背景对比度不鲜明，读写与工作时间过长，视距不固定（如在车船上读写和工作等），均可造成眼睛紧张和过多使用调节力，从而导致视疲劳的产生。

临床症状

视疲劳的症状主要表现为：眼睛干涩、有异物感、眼皮沉重、视物模糊、眼部胀痛及眼部充血等；严重者还会出现头痛、头晕、恶心、注意力不集中等症状。长时期处于视疲劳状态的患者，有的会感到眼部疼痛，并出现视物模糊不清的情况；有时会出现左右不同程度的老花眼；青少年则会导致近视。

推荐食物

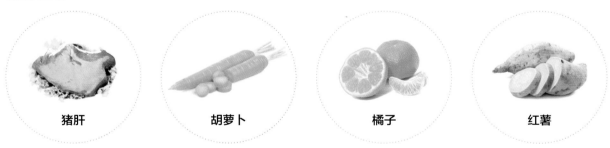

猪肝　　　　　　胡萝卜　　　　　　橘子　　　　　　红薯

视疲劳患者的日常护理

首先要养成正确的生活习惯，注意用眼卫生，每工作1个小时要休息5~10分钟，尽量远眺、放松，并多眨眼睛。改善工作环境，照明光线应明暗适中，电脑荧光屏的亮度要适当。日常应多吃富含维生素A、B族维生素的食物，如胡萝卜、菠菜、豆腐、牛奶、鸡蛋、动物肝脏、瘦肉等。此外，要定期到医院检查眼睛，尽早发现相关疾病并及时治疗。

按摩穴位❶ | 睛明穴 | 时间：1~3分钟

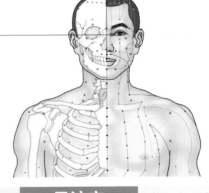

位于面部，距目内眦角上方0.1
寸的凹陷处

按摩方法
轻闭双眼，以拇指的指甲尖轻轻掐按鼻梁旁边与内
眼角中点的睛明穴，有酸、胀以及稍微刺痛的感
觉，每次1~3分钟。

按摩穴位❷ | 瞳子髎穴 | 时间：1~3分钟

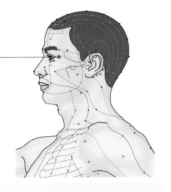

外眼角外侧1厘米，
在眼眶骨外缘的凹
陷中

按摩方法 两拇指相对用力垂直揉按穴位，有酸、
胀、痛的感觉。每天早晚各揉按1次，每次左右各(或
双侧同时)揉按1~3分钟。

按摩穴位❸ | 承泣穴 | 时间：1~3分钟

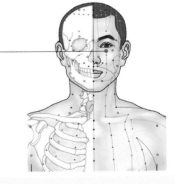

人体面部，瞳孔直
下，眼眶下缘中间

按摩方法 双手食指伸直，以食指指腹揉按左右穴位，
每次1~3分钟。

解析睛明穴

睛明穴归属于足太阳膀胱经，能够治疗各种眼病、面瘫和呃逆。睛，是指穴位所在的部位及穴内气血的主要作用对象为眼睛；明，光明的意思。"睛明"的意思是指眼睛接受膀胱经的气血而变得光明。

当你发现自己的眼睛出现视力不佳、畏光、迎风流泪、酸涩、红肿等症状时，只要按摩睛明穴，就会使症状得以缓解。

口腔溃疡 ·内庭穴 ·太冲穴 ·合谷穴

口腔溃疡俗称"口疮"，是一种浅而小、呈圆形或卵形的溃疡。作为口腔黏膜疾病中发病率最高的一种疾病，口腔溃疡好发于口腔内唇、颊、舌缘等有黏膜的任何部位，附着龈和硬腭部分则较为少见。口疮可因感冒、消化不良、上火、精神紧张等因素引起，一年四季均能发生，女性多于男性。口腔溃疡具有周期性、复发性和自限性，一般1~2个星期就可以自愈。

发病机制

口腔溃疡与机体免疫力存在着密切关系。医学研究认为，原发性病毒感染是导致口腔溃疡的主要原因，致病病毒感染人体后，常隐藏在表皮下的血管中，当人体因感冒、精神压力大、身体疲倦等原因导致免疫力下降时，病毒就会发作，导致口腔溃疡。口腔溃疡常与一些疾病或症状有关，如消化系统疾病、偏食、发热、睡眠不足、过度疲劳、月经不调等因素均可导致口腔溃疡。此外，家族遗传、缺乏维生素及微量元素等，也是引起口腔溃疡的原因。

临床症状

口腔溃疡的大小可从米粒样至黄豆样，形状多为圆形或卵形，溃疡面常凹于正常黏膜面，当吃刺激性食物时疼痛加重。轻型口腔溃疡多为2~4毫米的圆形浅小溃疡，边缘清晰，中心凹陷，数目在3个左右；疱疹型溃疡的数目多而面积小，分散在口腔各部位，常伴有头痛、发热等症状；重型口腔溃疡常单个发生在唇内侧或口角区，痊愈时间长，严重者会导致组织缺损。

推荐食物

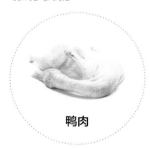

鸭肉

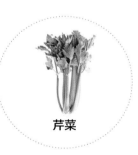

芹菜

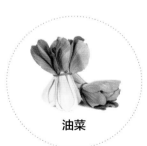

油菜

橙子

口腔溃疡患者的日常护理

口腔溃疡与个人身体素质有很大关系，首先要注意口腔卫生，应少吃辛辣刺激性食物，减少对口腔黏膜的局部刺激，戒烟限酒，保持营养均衡。其次要养成良好的生活规律，保证充足睡眠，定时排便，避免过度劳累，保持乐观开朗的心态和积极向上的情绪。最后，要合理刷牙，用软毛的牙刷全面地刷牙；经常做口腔检查，请牙科医生及时治疗坏牙。

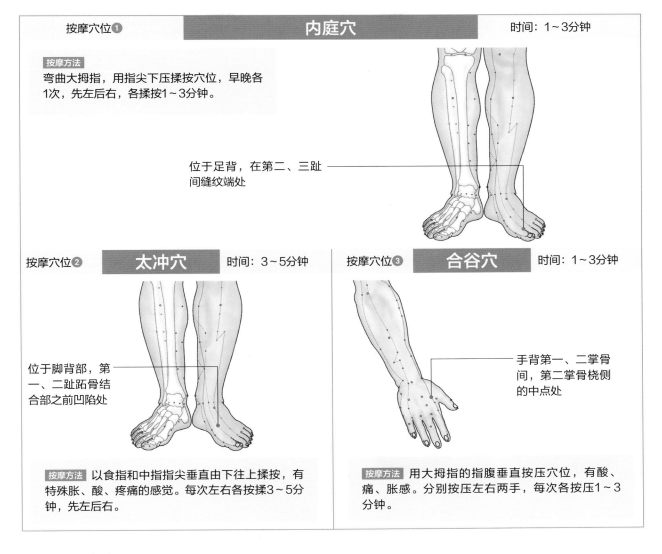

| 按摩穴位❶ | 内庭穴 | 时间：1~3分钟 |

按摩方法
弯曲大拇指，用指尖下压揉按穴位，早晚各
1次，先左后右，各揉按1~3分钟。

位于足背，在第二、三趾
间缝纹端处

| 按摩穴位❷ | 太冲穴 | 时间：3~5分钟 |

位于脚背部，第
一、二趾跖骨结
合部之前凹陷处

按摩方法 以食指和中指指尖垂直由下往上揉按，有
特殊胀、酸、疼痛的感觉。每次左右各按揉3~5分
钟，先左后右。

| 按摩穴位❸ | 合谷穴 | 时间：1~3分钟 |

手背第一、二掌骨
间，第二掌骨桡侧
的中点处

按摩方法 用大拇指的指腹垂直按压穴位，有酸、
痛、胀感。分别按压左右两手，每次各按压1~3
分钟。

解析内庭穴

内庭穴归属于足阳明胃经，能清胃热、化积滞。内，指深处；庭，指居处。有一种病态表现为喜静卧、恶闻声，就像要深居在内室之中，闭门独处一样；而内庭穴对此种病症具有显著疗效，故名。长期按摩这个穴位，对口腔溃疡、牙痛、鼻衄、口歪、口臭、胃热上冲、喉痹、腹胀满、泄泻、便秘、发热、消化不良、耳鸣等症均具有较好的疗效。此外，内庭穴若与中脘穴、肓俞穴、天枢穴、足三里穴配伍使用，还可以治疗胃痛。

痔疮 ·长强穴 ·秩边穴 ·承山穴

痔疮是指人体直肠末端黏膜下和肛管皮肤下静脉丛发生扩张和屈曲所形成的柔软静脉团，是一种慢性疾病。医学上所指的痔疮包括外痔、内痔、混合痔，位于肛门周围的称为外痔，位于肛门内的则称为内痔。作为一种肛门部位的常见疾病，素有"十男九痔""十女十痔"的说法，在任何年龄均可发病，发病率随年龄的增长而增高。

🔍 发病机制

痔疮的致病原因较多，不良的饮食习惯，如经常吃辣椒、辣酱、胡椒等辛辣刺激性食物，影响肠胃的消化会引发痔疮；不良的卫生习惯，肛门如不经常清洗，周围会滋生大量病毒和细菌，从而引发各种炎症，最终导致痔疮。此外，肛门部位受冷或受热，长期便秘或腹泻，过久坐立以及过量饮酒都会刺激肛门和直肠，使静脉丛充血而导致痔疮。一些疾病，如腹内肿瘤、子宫肿瘤、卵巢肿瘤、前列腺肥大等也会间接引发痔疮。

☉ 临床症状

痔疮的症状比较明显，大便出血比较常见，大便时滴血或手纸上带血，一般表现为无痛性、间歇性便后有鲜红色血；痔疮患者还会出现排便疼痛，主要表现为轻微疼痛、刺痛、灼痛、胀痛等，疼痛在便秘、饮酒或吃刺激性食物后加重；外痔患者有直肠坠痛感，轻者胀满下坠，重者出现重坠痛苦；中晚期内痔会在肛门内部有肿物脱出，轻者在排便时脱出肛外，重者在咳嗽、压腹、用力下蹲时即可脱出。

推荐食物

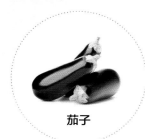

茄子

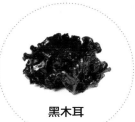

黑木耳

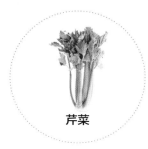

芹菜

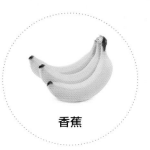

香蕉

痔疮患者的日常护理

痔疮的发病率很高，重在预防，应经常参加体育锻炼，以调和气血、增强免疫力。养成良好的生活习惯，日常饮食上多摄取富含维生素与膳食纤维的蔬菜与水果，少食辛辣刺激的食物，预防便秘。司机、孕妇、办公室工作人员等久坐者，还可以每天做10次提肛动作来预防痔疮。养成良好的排便习惯，因排便时间延长，会加重肛管、直肠充血，长期如此，很容易引发痔疮；所以每当有明显便意时，就应立即如厕，并集中精力排便。

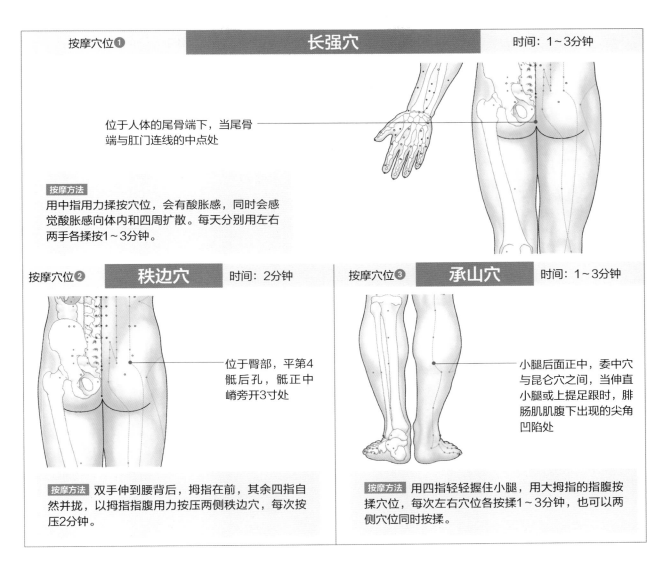

按摩穴位❶ | 长强穴 | 时间：1~3分钟

位于人体的尾骨端下，当尾骨端与肛门连线的中点处

按摩方法
用中指用力揉按穴位，会有酸胀感，同时会感觉酸胀感向体内和四周扩散。每天分别用左右两手各揉按1~3分钟。

按摩穴位❷ | 秩边穴 | 时间：2分钟

位于臀部，平第4骶后孔，骶正中嵴旁开3寸处

按摩方法 双手伸到腰背后，拇指在前，其余四指自然并拢，以拇指指腹用力按压两侧秩边穴，每次按压2分钟。

按摩穴位❸ | 承山穴 | 时间：1~3分钟

小腿后面正中，委中穴与昆仑穴之间，当伸直小腿或上提足跟时，腓肠肌肌腹下出现的尖角凹陷处

按摩方法 用四指轻轻握住小腿，用大拇指的指腹按揉穴位，每次左右穴位各按揉1~3分钟，也可以两侧穴位同时按揉。

解析承山穴

　　承山穴归属于足太阳膀胱经，有舒筋活血的功效。承，承受、承托的意思；山，指大堆的土石，这里是指穴内物质为脾土。"承山"的意思是随膀胱经经水下行的脾土微粒在此处固化堆积，如同大山一样。经常按摩承山穴，对腰腿疼痛、坐骨神经痛、腓肠肌痉挛、腰背疼痛、足跟疼痛等，具有明显的疗效。此外，还可以用这个穴位来治疗痔疮和便秘等症。

湿疹 ·百会穴 ·血海穴 ·大椎穴

湿疹是一种常见的过敏性皮肤病，是由多种内外因素引起的一种瘙痒剧烈的炎症性皮肤病，泛指一系列持久和续发的皮疹。以发红、水肿、瘙痒为表征，常伴有结痂、剥落、起泡、开裂、出血或渗血等症状，皮损具有多形性、对称性、瘙痒和易反复发作等特点。湿疹一般分为分急性、亚急性、慢性三期，可见于全身各个部位。

发病机制

导致湿疹的原因很多，常常是内外因相互作用的结果。环境因素是导致湿疹的重要原因，如接触含有化学物质的衣物，对染发剂、洗涤剂、化妆品等过敏均会引起湿疹；食物中的化学成分、添加剂、微生物感染、某些药物因素等也是引起湿疹的原因。精神紧张、情绪激动、失眠等精神因素，寒冷潮湿、日光、紫外线等气候和物理因素，慢性消化系统疾病、过度疲劳、内分泌失调、新陈代谢障碍、失眠等内在因素均可能引起湿疹。

临床症状

急性湿疹多表现为多形性皮疹，在红斑的基础上出现粟粒大小的丘疹、丘疱疹，界限不明显，严重时会出现小水疱；多出现在脸部、手、足、前臂、小腿等外露部位，并呈对称性；有剧烈的瘙痒感和灼热感。亚急性湿疹的红肿和渗出症状较轻，以小丘疹、结痂和鳞屑为主。慢性湿疹多由亚急性湿疹迁延而导致，主要表现为患部皮肤增厚、表面粗糙，有色素沉着，呈苔藓样，多出现于手、足、肘窝、小腿、乳房、外阴及肛门等处。

推荐食物

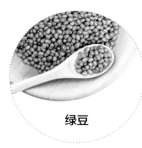

绿豆

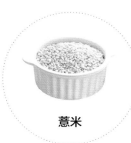

薏米

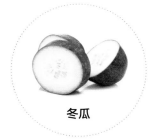

冬瓜

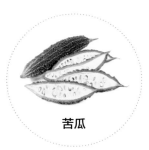

苦瓜

湿疹患者的日常护理

湿疹患者首先要避免自身可能的诱发因素，减少外界对患处的刺激，如热水烫洗，过度搔抓，避免接触如皮毛、人造革等可能致敏的物质，减少使用如肥皂、洗衣粉、洗涤剂等含化学成分的用品。饮食上，忌食致敏和刺激性食物，如辣椒、浓茶、咖啡等，并戒烟戒酒。患者平时还应消除精神紧张的因素，心平气和地对待每件事情；防止过度疲劳、注意休息；要在干爽、通风的环境中居住。

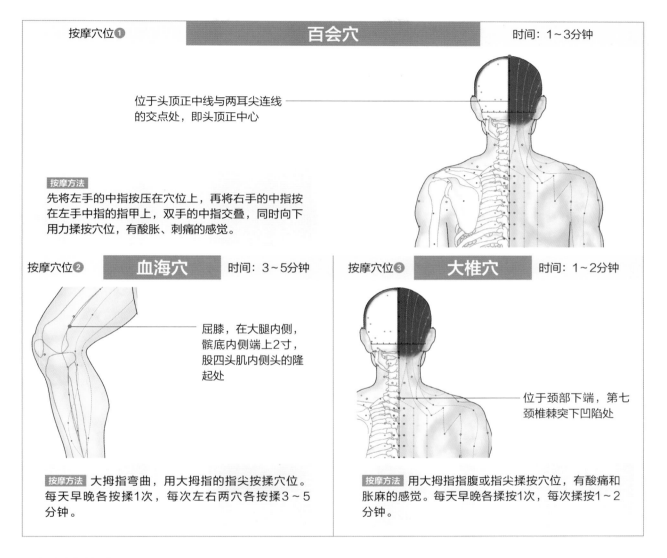

按摩穴位❶ 百会穴 时间：1~3分钟

位于头顶正中线与两耳尖连线
的交点处，即头顶正中心

按摩方法
先将左手的中指按压在穴位上，再将右手的中指按
在左手中指的指甲上，双手的中指交叠，同时向下
用力揉按穴位，有酸胀、刺痛的感觉。

按摩穴位❷ 血海穴 时间：3~5分钟

屈膝，在大腿内侧，
髌底内侧端上2寸，
股四头肌内侧头的隆
起处

按摩方法 大拇指弯曲，用大拇指的指尖按揉穴位。
每天早晚各按揉1次，每次左右两穴各按揉3~5
分钟。

按摩穴位❸ 大椎穴 时间：1~2分钟

位于颈部下端，第七
颈椎棘突下凹陷处

按摩方法 用大拇指指腹或指尖揉按穴位，有酸痛和
胀麻的感觉。每天早晚各揉按1次，每次揉按1~2
分钟。

解析血海穴

　　血海穴归属于足太阴脾经，具有去淤血、生新血、清血利湿的功效。血，指受热后变成红色液体；海，大的意思。
"血海"就是指此处穴位是脾经所生之血的聚集之处。此穴是人体脾穴的归聚之处，可以治疗月经不调、崩漏等。此
外，本穴对荨麻疹、丹毒、湿疹、瘫疮、膝痛等病症也有很好的疗效。血海穴若与气海穴、中极穴、归来穴、百会穴配
伍使用，还可治疗子宫脱垂；若与曲池穴、会阳穴配伍使用，还可治疗阴部瘙痒。

荨麻疹 ·风门穴 ·章门穴 ·肩髎穴

荨麻疹俗称风疹块，是一种常见的过敏性皮肤病，是由于各种因素导致皮肤黏膜血管扩张与大量液体渗出而造成的一种局限性局部水肿反应，多表现为局部或全身皮肤上出现形状、大小不一的红色斑块。荨麻疹分为急性和慢性两种，急性荨麻疹多因暂时过敏反应引起，发病迅速，通常可在2~24小时消退；慢性荨麻疹则病程迁延，持续反复发作。

🔍 发病机制

荨麻疹的诱发因素有很多，物理因素是最常见的因素，如气候变化、冷热刺激、摩擦及压力等机械性刺激均可引起荨麻疹；食物过敏也是常见的致病因素，如对海鲜、蛋、奶等异种蛋白性食物过敏，以及对巧克力、咖啡、调味品等过敏均会引起荨麻疹；引起上呼吸道感染的病毒和肝炎病毒、寄生虫、细菌感染等也会诱发荨麻疹；药物过敏，吸入花粉、灰尘、挥发性化学品等也可能导致荨麻疹；此外，一些疾病及植物接触、动物叮咬等也是导致荨麻疹的因素。

☺ 临床症状

荨麻疹的基本特征是皮肤出现风团，常表现为皮肤先有瘙痒症状，之后出现鲜红色或皮肤色的风团，少数患者会出现水肿型红斑，摸上去有发硬的感觉。风团的大小和形态不一，可蔓延成为一片，表面有时可形成大疱；风团表面皮肤的毛囊口向下凹陷；有剧痒感，发作时间不定，患部受到刺激后会加重发作。部分荨麻疹患者还会出现头晕恶心、腹痛腹泻、胸闷不适、血压不稳等其他症状。

推荐食物

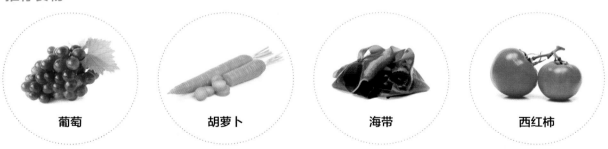

| 葡萄 | 胡萝卜 | 海带 | 西红柿 |

荨麻疹患者的日常护理

荨麻疹患者首先要保持居住环境的清洁卫生，床单被褥要消毒，勤开窗通风。饮食宜清淡，应多吃富含维生素的食物，忌食辛辣刺激性食物和鱼虾等水产品，多喝水，注意保暖。患者应尽量减少抓挠患部，以免引起皮损增加，使症状加剧。

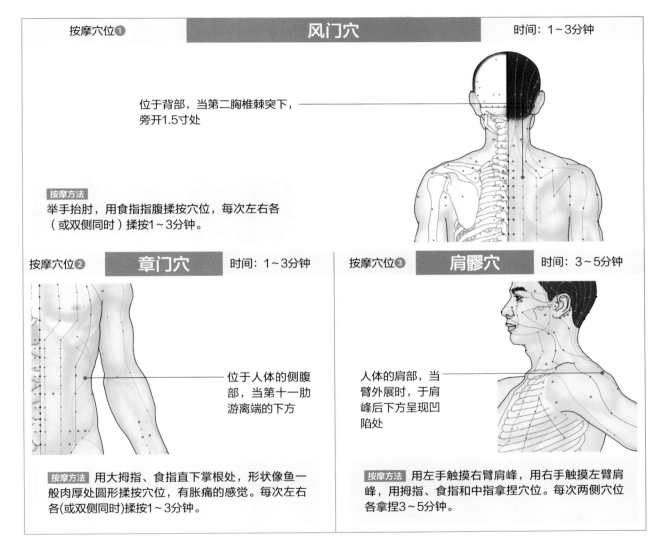

按摩穴位❶

风门穴

时间：1~3分钟

位于背部，当第二胸椎棘突下，
旁开1.5寸处

按摩方法
举手抬肘，用食指指腹揉按穴位，每次左右各
（或双侧同时）揉按1~3分钟。

按摩穴位❷

章门穴

时间：1~3分钟

位于人体的侧腹部，当第十一肋游离端的下方

按摩方法 用大拇指、食指直下掌根处，形状像鱼一般肉厚处圆形揉按穴位，有胀痛的感觉。每次左右各(或双侧同时)揉按1~3分钟。

按摩穴位❸

肩髎穴

时间：3~5分钟

人体的肩部，当臂外展时，于肩峰后下方呈现凹陷处

按摩方法 用左手触摸右臂肩峰，用右手触摸左臂肩峰，用拇指、食指和中指拿捏穴位。每次两侧穴位各拿捏3~5分钟。

解析风门穴

风门穴归属于足太阳膀胱经，具有宣通肺气、调理气机的功效，是中医临床祛风最常用的穴位之一。风，指穴内的气血物质主要是风；门，指出入的门户。"风门"的意思是指膀胱经的气血在此化风上行。按摩这个穴位，不仅可以治疗感冒发热、恶寒、咳嗽等病症，还对荨麻疹、胸背痛、呕逆上气有很好的保健调理作用。风门穴若与足三里穴、肺俞穴、胃俞穴、小肠俞穴、三焦俞穴配伍使用，还可以调理痤疮。

中暑 ·水沟穴 ·天枢穴 ·商阳穴

中暑又称为热射病，是指在高温环境下，人体因体温调节功能紊乱，体内热量过度积蓄，从而引发的中枢神经系统和循环机能障碍的急性疾病。中暑多发生在夏季高温、高湿的天气，室外高温工作者、体弱多病者为多发人群。作为一种致命性疾病，中暑患者若得不到及时救治，死亡率很高。

🔍 发病机制

导致中暑的原因主要是高温环境，当大气温度高于32℃、湿度大于60％并且无风时，长时间在烈日下工作或进行高强度体力劳动，又缺乏相应的防暑降温措施，最容易导致中暑。从事重体力劳动、发热、服用某些药物引起的人体产热增加，衣服不透气引起的散热障碍，人体存在汗腺功能障碍等也会引起中暑。除了高温、烈日曝晒外，工作强度大、睡眠不足、过度疲劳等常见因素也可诱发中暑。

⊙ 临床症状

中暑是一种致命性急症，主要表现为意识障碍。中暑的先兆性症状为头痛头晕、四肢无力、口渴多汗、动作不协调等。轻度中暑的患者体温常超过38℃，有的表现为面色潮红、皮肤灼热；有的表现为面色苍白、四肢冰凉。重度中暑除了有上述表现外，还可能伴有痉挛、昏厥、皮肤干燥无汗、体温超过40℃等症状。

推荐食物

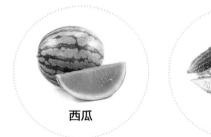

西瓜

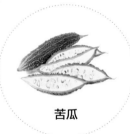

苦瓜

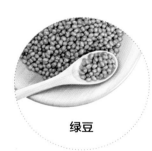

绿豆

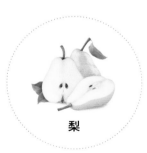

梨

中暑患者的日常护理

对于轻度中暑者，应立即离开高温环境，到阴凉安静处休息，可用冷水擦拭皮肤，适当补充淡盐水；严重者则需要就医治疗。中暑可以预防，在夏季室外高温作业时应加强防护措施，定时到阴凉处休息；避免在室内停车场、运动场等通风不好的场所以及汽车内长时间停留；选择棉质或丝质衣服，外出时要戴太阳帽、太阳镜，以做好防护措施；饮食上，要以清淡为主，多吃蔬菜水果，定时喝水，适当补充盐分。

按摩穴位❶ | **水沟穴** | 时间：1~3分钟

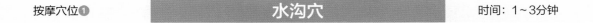

位于面部，当人中沟的上1/3
与中1/3交点处

按摩方法
弯曲食指，以指尖揉按穴位，有特别刺痛的感
觉。每次左右手各揉按1~3分钟，先左后右。

按摩穴位❷ | **天枢穴** | 时间：3分钟

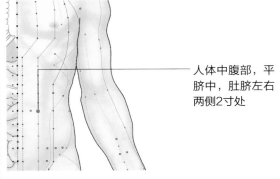

人体中腹部，平
脐中，肚脐左右
两侧2寸处

按摩方法 取仰位，双手掌心向下，以食指、中指、
无名指三个手指头垂直下按并向外揉压，施力点在
中指指腹。

按摩穴位❸ | **商阳穴** | 时间：1~3分钟

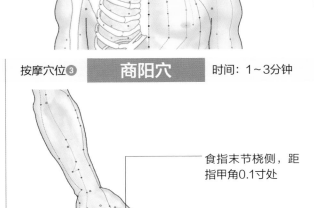

食指末节桡侧，距
指甲角0.1寸处

按摩方法 用大拇指指甲尖沿垂直方向掐按穴位，会
有一种特殊的刺痛感。每天早晚各1次，每次左右穴
位各掐按1~3分钟。

解析水沟穴

　　水沟穴归属于督脉，指压时有强烈的压痛感，具有开窍清热、宁神志、利腰脊的作用。水，指穴内物质为地部经
水；沟，水液的渠道。"水沟"的意思是指督脉的冷降水液在此循地部沟渠下行。如果有人因中暑、心脏病发作、缺氧
而昏迷不醒的时候，只要用指甲稍稍用力掐按其水沟穴，就能对患者进行急救。长期按摩这个穴位，还能有效治疗癫
狂、晕船、失神、急性腰扭伤等疾病。